with NEO 別冊
るるNEO

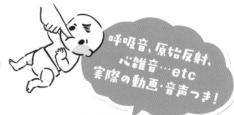

呼吸音、原始反射、心雑音…etc 実際の動画・音声つき！

新生児の生理

そうだったんだ！
赤ちゃんのメカニズム
胎児と新生児の生理が
時系列で分かる

ビジュアルノート

編集

杉浦　弘
聖隷浜松病院総合周産期母子医療センター新生児科部長

齊藤貴子
同 NICU・GCU 看護課長、助産師

寺部宏美
同 NICU 係長、新生児集中ケア認定看護師

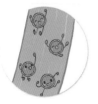

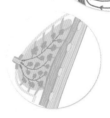

MC メディカ出版

JN012114

はじめに

　本書を手に取ったあなた！　お目が高いですね！　パラッとめくってみてください。そこには子宮内の赤ちゃんがどうやって育ち、生まれてくるためにどんな準備をしているのかが書いてあります。そして、胎児の生理を知ると、準備が十分できなかった早産児のこと、出生時の適応がうまくいかなかった新生児の疾患の理解が深まります。疾患や病態について書かれた書籍は多いですが、正常を知らないと異常は分かりませんよね。

　胎児はお母さんの子宮の中で成長するために、とても興味深いシステムを構築しています。たとえば、早産児でしばしば必要となるステロイドの治療ですが、正期産児には必要がありません。よく子宮内の赤ちゃんがお腹を蹴ったというけれど、それは何をしているのでしょうか？胎児を知ることによって、分かりにくい早産児や新生児の病態が理解しやすくなり、より良い治療やケアにつながります。

　「新生児の看護を知りたい」「いまひとつ病態が理解できない」「家族にどうやって説明しようか」と考えている医師や看護師の方にとって、「そうだったんだ！」と思える書籍にしたいと考え、今をときめくエキスパートの先生方に執筆していただきました。

　さあ、次のページをめくってください。読み始めたら止まらなくなるでしょうし、もっと知りたいと思えるのではないでしょうか。

　本書がいつも皆さまと共にあることを願っています。

2022 年 12 月

杉浦　弘
聖隷浜松病院総合周産期母子医療センター新生児科部長

齊藤貴子
同NICU・GCU看護課長、助産師

寺部宏美
同NICU係長、新生児集中ケア認定看護師

目　次

第1章　赤ちゃんの生理のきほん

動画・音声教材

1 原始反射

2 State、非組織化行動と自己鎮静行動

3 General Movements（GMs）

4 呼吸（HFNC装着児・n-CPAP装着児の聴診音、気管挿管児、早産児無呼吸のグラフィック波形、正期産児の呼吸障害、正期産児・早産児の比較）

5 正常心音・心雑音（ファロー四徴症、ファロー四徴症＋肺動脈弁欠損、完全大血管転位、心室中隔欠損〔膜様部小欠損〕、大動脈縮窄＋心室中隔欠損、未熟児動脈管開存症、大動脈狭窄）

6 腸蠕動音、消化管エコー

ダウンロード

サクッと振り返りテスト

執筆者一覧

編　集	杉浦　弘	聖隷浜松病院総合周産期母子医療センター新生児科部長
	齊藤貴子	同NICU・GCU看護課長、助産師
	寺部宏美	同NICU係長、新生児集中ケア認定看護師

第1章　赤ちゃんの生理のきほん

1	佐藤雅彦	東京女子医科大学八千代医療センター新生児科
2	増谷　聡	埼玉医科大学総合医療センター小児科教授
3	白木杏奈 城所博之	名古屋大学大学院医学系研究科小児科学 同小児科学講師
4	太田英伸 熊谷真愉子	秋田大学大学院医学系研究科作業療法学講座教授 同研究科看護学講座助教
5	赤羽洋祐	聖隷浜松病院新生児科
6	関　芳子 有光威志	さいたま市立病院新生児内科医長 慶應義塾大学医学部小児科学教室専任講師
7	齋藤朋子	神奈川県立こども医療センター新生児科
8	吾郷真子 久守孝司	島根大学医学部附属病院総合周産期母子医療センター助教 同消化器・総合外科講師
9	三浦健一郎	東京女子医科大学腎臓小児科准教授、医局長
10	南谷幹史	帝京大学ちば総合医療センター小児科病院教授
11	河井昌彦	京都大学医学部附属病院総合周産期母子医療センター病院教授
12	大幡泰久	大阪大学大学院医学系研究科小児科学助教
13	美馬　文	淀川キリスト教病院小児科副部長
14, 15	相澤まどか	昭和大学医学部小児科学講座兼任講師
16	小谷野耕佑	香川大学医学部総合周産期母子医療センター講師
17	髙橋大二郎	愛育会福田病院新生児科部長
18	杉野由佳	聖隷浜松病院GCU係長、新生児集中ケア認定看護師

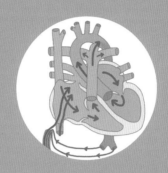

赤ちゃんの
生理のきほん

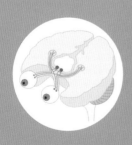

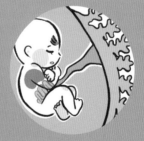

東京女子医科大学八千代医療センター新生児科
佐藤雅彦 さとう・まさひこ

（時系列で押さえる） **赤ちゃんの生理**

胎児期

出生時の適応

胎盤でのガス交換

胎盤でガス交換が行われる。胎児には低酸素環境に適応するために、効率的に酸素を運搬するシステム（多血、胎児ヘモグロビン）が備わっている。出生後の肺呼吸に備えて、肺サーファクタント分泌や肺水の産生が行われ、肺組織（肺胞とそれを取り巻く毛細血管構造）の成熟がはかられる。

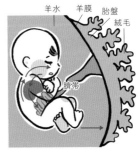

（文献1を参考に作成）

肺水の除去

機能的残気量に相当する肺水は、出生後の空気と置換するため分娩に向けて減少する。出生直後の大きな吸気圧が残存する肺水の大部分は間質側へ押し出されるが、呼気には肺胞腔へ逆流することから、カテコラミンやコルチゾールによって刺激される Na^+/K^+ チャネルによる肺水の汲み出し、胸腔内圧の陰圧化、間質からリンパ管や毛細血管を介した除去が必要である。また、肺サーファクタントにより肺胞は開放した状態が維持される。

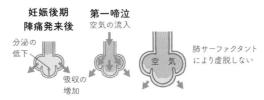

（文献1を参考に作成）

肺胞でのガス交換、換気

肺水が大気で置換され、肺胞でのガス交換が始まる。胎盤母体血とのガス交換とは異なり、気道のガスはそのままでは入れ替わることはなく、横隔膜を用いた換気がガス交換の上で必要となる。呼吸システムが成熟途上の新生児では、特有の解剖学的、生理的学特徴により呼吸仕事量が増大しやすい。

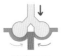

肺胞での
ガス交換

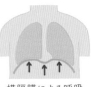

横隔膜による呼吸

胎児期の生理

胎盤とガス交換

ヒトをはじめとした哺乳類では、一部例外（カモノハシなどの単孔類、カンガルーなどの有袋類）を除いて、胎児は母親の体内で育つ（胎生）。母体内で児を育てるための重要臓器である胎盤は、ガス交換をはじめとした母子間の物質輸送を担うだけでなく、母子間免疫寛容の場となり、妊娠を維持する内分泌器官としても働く。

図1のように母体血は子宮動脈からラセン動脈を経て絨毛間腔に供給され、絨毛間腔に伸びた絨毛内の毛細血管（臍帯動脈終末）との間でガス交換が行われる。胎児血（絨毛血管内）と母体血（絨毛間腔内）とは血管内皮、間質、栄養膜 trophoblast（合胞体性栄養膜、細胞性栄養膜からなる）で隔てられており、直接混ざり合うことなく、拡散によりガス交換が行われる。肺胞同様にガス拡散速度は、拡散面積や拡散距離、圧勾配に影響される。胎児が成長すると総酸素需要は増えるが、胎盤も絨毛表面積が増し、栄養膜が薄くなることで効率的に酸素供給ができるように成熟していく。

低酸素環境への順応

臍静脈の酸素分圧（PaO_2）は25〜30mmHgと低く、"Everest in utero" と称されるように無酸素エベレスト登山者に匹敵する低酸素環境であるが、低酸素環境＝低酸素状態（細胞内低酸素）となることのないように、胎児は上手に順応している。

代謝を低く抑える（需要↓）：一般に体重の小さな生き物ほど、体重あたりの代謝率は大きくなる（クライバーの法則）が、子宮内で育つ胎児では、熱産生・呼吸

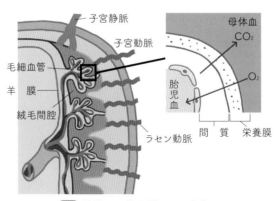

図1 胎児・母体血間のガス交換

運動・腎尿細管再吸収などのエネルギー消費を節約し、代謝が低く抑えられている。効率的に酸素を運搬（供給↑）：低酸素刺激によるエリスロポエチン産生により赤血球が増加している（生理的多血）。また、胎児特有のヘモグロビン（HbF）は酸素解離曲線が左方にシフトしており、低PaO_2の下でも効率的に酸素と結合することができ、結果的に胎児の酸素含有量は母親に劣らない。実際に母子で比較してみると、以下のように酸素含有量は同等である。

動脈血酸素含量（CaO_2）〔mL/dL〕

$$\underbrace{1.34 \times Hb(mg/dL) \times SaO_2(\%)}_{\text{ヘモグロビンと結合した酸素量}} + \underbrace{0.0031 \times PaO_2(mmHg)}_{\text{血中に溶存した酸素量}}$$

母体 CaO_2：$1.34 \times 12 \times 1.00 + 0.0031 \times 90 = 16.1 + 0.28 \fallingdotseq 16.4 mL/dL$

胎児 CaO_2：$1.34 \times 18 \times 0.65 + 0.0031 \times 25 = 15.7 + 0.08 \fallingdotseq 15.8 mL/dL$

胎盤は酸素供給のリザーバー：胎盤での血流や酸素消費量を調整し、胎児への酸素供給のリザーバーとして機能している。

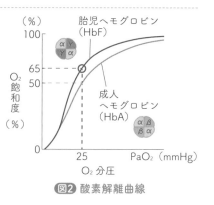

キーワード解説 胎児ヘモグロビン（HbF）

α鎖2つβ鎖2つの成人Hb（HbA）と異なり、胎児Hb（HbF）ではβ鎖の代わりに2つのγ鎖からなる。酸素解離曲線は左にシフトし、低酸素でも効率的に酸素と結合できる。（PaO_2 25mmHgでみてみると成人よりも多くのヘモグロビンが結合できることが分かる（図2）。

図2 酸素解離曲線

肺の発達（図3）[2]

　妊娠経過とともに、胚子期（在胎3〜7週）→偽腺状期（在胎5〜17週）→管腔期（在胎16〜26週）→囊胞期（在胎24〜38週）→肺胞期（在胎36週〜）と肺の成熟が進む。管腔期より肺胞構造、周囲毛細血管が発達し始め、囊胞期には肺胞上皮細胞の分化が進み、サーファクタントが分泌され、ガス交換が可能となっていく。肺胞期には肺胞に二次中隔ができ、肺胞数、換気面積が増加する。

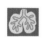
胚子期

偽腺状期

管腔期

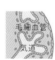

気管

気管支

細気管支

終末細気管支
呼吸細気管支

肺胞管

肺胞

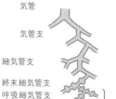

} 嚢胞期
} 肺胞期

図3 肺の発達（文献2を参考に作成、著者訳）

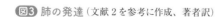

キーワード解説 **サーファクタント**

肺胞が自然に縮もうとする力（表面張力）を低下させ、開放させておくために重要な界面活性作用を持つ。在胎20週ごろよりⅡ型肺胞上皮細胞で産生され、28週ごろより増加、34週で十分量となる。大部分を占めるリン脂質（特にジパルミトイルホスファチジルコリン〔DPPC〕）が界面活性作用を有している。また、肺サーファクタント蛋白（SP-A、B、C、D）を含有し、SP-B、Cは膜の安定化や表面張力低下を助けている。

出生時の適応

肺水量の変化

　肺水では、羊水に比べCl^-が高い。これは肺胞上皮細胞でCl^-が肺胞腔へ分泌されるためであるが、同時にNa^+およびH_2Oが受動的に移動することで肺水が産生されている（**図4**）。肺水産生量は妊娠中期1.5mL/kg/時から後期5mL/kg/時と増加、分娩が近づくと肺水で満たされる肺容量は25〜30mL/kgとなり、生後の機能的残気量に相当する。出生に向けて徐々に増加するコルチゾールや甲状腺ホルモンにより、逆に肺水を能動的に間質側へ汲み出すNa^+/K^+チャネルが刺激され、徐々に肺水量は低下する。分娩時分泌されるアドレナリンもチャネルを刺激する重要な因子である。

出生後の肺水吸収

　出生後、肺水は空気へと劇的に置換される（Aeration）が、産道通過時に口腔や鼻腔に機械的に肺水が絞り出される役割は、以前考えられていたほど大きくはない。近年、出生後の数回の呼吸の吸気により、比較的多量の肺水が中枢から末梢、そして肺間質へと押し出されていることが分かってきた。また、胸腔内圧が陰圧となることも間質への水の押し出しを助けている。間質へ押し出された肺水は、

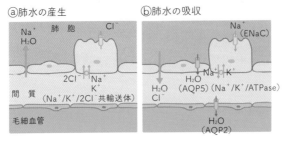

ⓐ肺水の産生　ⓑ肺水の吸収

図4 肺胞上皮細胞におけるイオン輸送

Cl^-分泌や Na^+再吸収による浸透圧差で受動的に水が移動する。
AQP：アクアポリン、ENaC：epithelial Na^+ チャネル

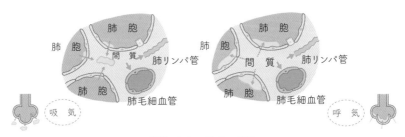

図5 肺水の排出と逆流

出生直後、肺水は吸気に押し出されるが、呼気には一部肺胞へ逆流
してしまう。最終的にはリンパ管や毛細血管へ吸収される。

すぐには除去されず呼気時には一部は肺胞腔へと逆流してしまうが、徐々に毛細血管やリンパ管へ吸収され、除去されていく（図5）。サーファクタントは広がった肺胞の虚脱を防ぐ。

新生児期の生理

　新生児における呼吸の解剖学的、生理学的特徴を表に示す。病的状態の新生児では、呼吸仕事量が増大しやすく、酸素予備力が低いことや、呼吸中枢が未熟であることから、早期に酸素投与や呼吸補助療法を必要とすることが多い。

キーワード解説 肺伸展受容器

気管膜様部や平滑筋内にある圧受容器。吸気に伴って肺が拡張すると迷走神経を介して呼吸中枢を抑制し、呼気に転じる。これは Hering-Breuer 反射と呼ばれており、呼吸中枢が成熟途上の新生児にとっては、呼吸リズムの形成に大きな役割を果たす。

表 新生児における呼吸の解剖学的、生理学的特徴

	特　徴	結　果
上気道	鼻呼吸が主体（大きな舌、喉頭の高位置による）	哺乳に有利
	狭い鼻孔や咽頭、大きな舌、張り出した喉頭部	・容易に気道閉塞を起こす ・呼吸仕事量が増えやすい
	軟らかい支持組織	
下気道	気道の径が狭い	
	肺胞間の Kohn 孔が少ない	無気肺を来しやすい
胸　郭	肋骨が水平に走行	吸気で胸郭容積が増えにくい
	胸郭コンプライアンスが大きい	呼吸努力で胸壁が容易に凹む
	腹部に比して小さい	腹部臓器の圧迫を受けやすい
横隔膜	水平に走行	横隔膜の運動距離が短い
	Type I 筋線維が少ない	持久力に乏しい
肺気量	一回換気量、機能的残気量は成人と同等	—
	クロージングキャパシティーが大きい	容易に末梢気道が閉塞
	全肺気量が小さい	—
メカニクス	気道抵抗が大きい（狭い気道）	呼吸仕事量が増えやすい
	肺コンプライアンスが小さい（サーファクタント不足、肺水吸収遅延）	
換気・酸素化	呼吸回数、分時換気量が多い	基礎代謝に応じて
	肺胞表面積は成人の 20 分の 1	酸素予備能が低い
	酸素消費量は成人の 2 倍	
	PaO_2 が低い（換気血流不一致、右左シャント	
呼吸調節	呼吸中枢でのリズム形成が未成熟（相対的に肺伸展受容器の役割が重要）	無呼吸を来しやすい
	高 CO_2、低 O_2 に対する応答が未成熟	

キーワード解説 クロージングキャパシティー

肺気量分画とクロージングキャパシティーを **図6** に示す。新生児では胸郭が柔らかく、呼気時に肺組織を外に向けて支えることが困難であり、末梢気道の閉塞が安静呼吸時でも起こる（クロージングキャパシティーが機能的残気量よりも大きい）。また、早期の気道閉塞のために残気量も多くなる。

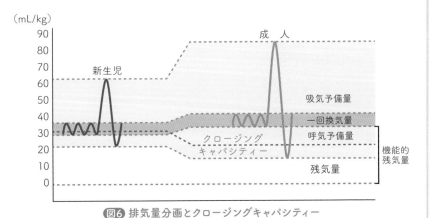

図6 排気量分画とクロージングキャパシティー

どうケアにつなげるか？

子宮内において低酸素環境で成長することは、酸素をエネルギー源として利用すると同時に発生する活性酸素への生体防御系が未熟な児にとってメリットとなります。

胎児は、出生後の大気からのガス交換に備えて、肺の構造と機能をゆっくりと成熟させていきます。妊娠後期から産道を通過する過程で、肺容量の確保に必要であった肺水は徐々に減少し、生後数回の呼吸の吸気圧で気道に残存する肺水の大部分が間質へクリアランスされると大気下での肺呼吸が開始され、その後間質からの除去が継続されます。限られた大きさの子宮内で頭部（脳）の発育を優先しつつ、体を屈曲させ、その後産道を通過してくる新生児では胸郭が変形することは合目的である一方で、生後の呼吸生理に影響しています。呼吸中枢、肺胞数増加、胸郭安定化、横隔膜機能など肺呼吸を取り巻くシステムも生後の成熟を必要とします。

生理の知識をどのようにケアに生かしたらよいか

生理は分かったけど、どうケアに生かしたらいいんですか？

新生児の呼吸生理を元に、できるだけ呼吸仕事量、酸素消費量を減らすケアが大切です。閉塞性無呼吸や気道抵抗増大を防ぐために、頸部屈曲を

避け気道を開通させる ポジショニング（必要に応じた肩枕の高さ調整）や鼻腔・口腔分泌物の除去を心掛けます。呼吸の不安定な時期は、横隔膜の動きを制限しないように、また、消化による酸素消費量が増えることも意識し、経腸栄養開始時期や量、投与速度、注入中の体位を調整し、必要に応じて胃内容の吸引や浣腸などを行います。
胸郭を安定化させ気道抵抗を下げるため、機能的残気量維持するためには n-CPAP をはじめとした陽圧での呼吸補助療法が有効です。機械に表示される圧をみるだけでなく、きちんと肺拡張圧となっていることを聴診で確認することが大切です。肺容量を適切に維持することは、呼吸中枢が未成熟なために相対的に肺伸展受容器（Hering-Breuer 反射）が呼吸リズム形成に果たす役割の大きい新生児では、無呼吸予防に対しても重要です。

適応障害または早産である場合

　肺水がしっかり気道、間質から除去されるまでに必要な時間には個人差がある。肺水が毛細管やリンパ管に吸収、尿として体外へ排泄される時期（見た目の浮腫も軽快）に多呼吸や呼吸努力も軽快していくことが多く、呼吸補助を緩める時期を推測することが可能である。症状が続いている時期は、呼吸仕事量、酸素消費量を軽減するためのケアに努める。

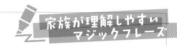

呼吸障害で入院する赤ちゃんの家族へ

　羊水の中にいた赤ちゃんが生まれてから呼吸を始め、肺呼吸へと移行するには、肺の中を満たしていた羊水が空気に置き換わり、膨らんだままの状態が維持される必要があります。空気への置換には、陣痛が始まって産道を通ってくること、元気に泣き大きく息を吸うことが重要です。また、肺が膨らんだ状態を保つには、シャボン玉が丸く膨らんでいられるのと同様に界面活性作用のある物質が必要で、この物質は肺サーファクタントと呼ばれています（妊娠後期に赤ちゃんの肺に十分量が確保されます）。従って、早産、陣痛発来前、帝王切開などで生まれた場合や、出産後に仮死や低緊張などでしっかりと息が吸えない場合に、赤ちゃんの肺は、水浸しで膨らみが悪い状態となります。肺呼吸へ移行する力は赤ちゃん自身に本来備わっていますので、この状態がずっと続くわけではありません。赤ちゃん自身は、肺から空気が逃げないように声帯を狭くし（唸り声）、呼吸数を増やすなどがんばってくれていますが、疲れ過ぎないように"酸素投与"、"マスクやカニューラ"、"人工呼吸器"などのサポートを行わせていただく場合があります。また、極端に肺の膨らみが悪いときには、人工肺サーファクタントを投与することがあります。

引用・参考文献
1) 古瀬優太. 呼吸. with NEO. 35（5）, 2022, 674-85.
2) Schittny, JC. Development of the lung. Cell Tissue Res. 367（3）, 2017, 427-44.
3) Hooper, SB. et al. Respiratory transition in the newborn : a three-phase process. Arch Dis Child Fetal Neonatal Ed. 101（3）, 2016, F266-71.
4) Singer, D. "The Origins of Hypoxia Tolerance". The Human Fetus and Metabolic Adaptations to Hypoxia. Dakshinamurti, S. ed. Florida, CRC press, 2021, 6-11.

埼玉医科大学総合医療センター小児科教授

増谷　聡 ますたに・さとし

時系列で押さえる　赤ちゃんの生理

胎児期

肺ではなく胎盤で血液を酸素化する。臍帯は胎盤と児をつなぐ。胎盤は血流の抵抗が少なく、血液が流れやすい臓器である。肺ではなく胎盤に流すための構造が動脈管である。胎盤から酸素化された血液を受け、左心から脳や心臓といった重要臓器に流すための構造が卵円孔である。胎内では血液中の酸素分圧が低く保たれ、肺血管抵抗が高く、肺循環に流れにくくなっている。動脈管は主肺動脈から下行大動脈へ流れる。右室拍出量が左室拍出量より多い。

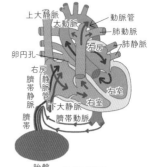

胎児循環

出生時の適応

出生後は流れやすい臍帯・胎盤循環と分かれ、大動脈圧が上昇する。羊水中から気体の中に出て、たとえ呼吸管理を要する肺が未成熟な超早産児であっても、自らの肺での呼吸が必要になる。良好な呼吸とともに肺血管抵抗は低下し、肺血流が増え、それによっても肺動脈圧は下降する。動脈管の血流方向は次第に大動脈から肺動脈へと変化し、やがて動脈管は閉鎖する。臍静脈血の右房への流入がなくなり、肺血流量の増加により左房へ還流する血液が増加する。卵円孔の短絡は左房から右房方向へ変わり、やがて閉鎖に向かう。

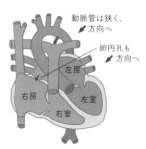

出生時（後）の循環

新生児期

生後 48 時間にかけて血圧は上昇する。肺血管抵抗・肺動脈圧は低下する。左室圧は増加し、右室圧は低下する。右心から肺循環へ、そして左心に還流し、左心から体循環へ、また右心に還流、という生後の循環が完成する。合併症のない成熟児では難なく適応する。この適応障害には、呼吸器病変に合併して肺血管抵抗の低下が阻害される新生児遷延性肺高血圧（PPHN）、閉鎖するはずの動脈管が閉鎖せずに心不全を起こす動脈管開存症（PDA）、その他の心血管機能障害がある。

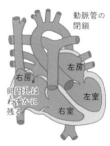

新生児循環

胎児期の生理

　胎児は羊水中にいながら、どのように酸素を得ているだろうか。羊水中のため、肺ではなく胎盤に血液を流し、胎盤で血液が酸素化されることにより酸素を得ている。胎盤と児をつなぐのが臍帯である。胎盤は血流の抵抗が少なく、血液がとても流れやすい。肺の代わりに胎盤に血液を流すための構造が動脈管と臍帯動脈である。胎内では血液中の酸素分圧が低く、肺血管抵抗は高い。そのため、血液は肺循環に流れにくくなっており、動脈管の血流を主肺動脈から下行大動脈へ向かわせている。血液の低い酸素分圧・炭酸ガス貯留・アシドーシスで肺血管抵抗が上昇し、肺に血液が流れにくくなることは重要な基礎知識である。

　胎盤で酸素化された血液を受け、それを左心から脳・心臓といった重要臓器に流すための構造が卵円孔と臍帯静脈・静脈管である。解剖学的に臍帯静脈血や下大静脈血は卵円孔から左房に向かいやすく、酸素分圧が胎内で最も低い上大静脈血は右房から右室・肺動脈、そして胎盤へと向かいやすい。

　つまり、酸素の多い血液を脳や心臓に、酸素の少ない血液を胎盤に向かわせている。それを可能にしているのは合理的な右房内の血液のクロス（交差）である。右室は胎盤と下半身の血流も担っているため、右室拍出量が左室拍出量より多い（およそ 55：45 程度とされる）。

　"胎児は天然の ECMO である胎盤を有している"とよく表現される。胎児の肺実質が悪くても胎内では困らないし、胎盤が流れやすい血管床のため心保護的に働くのは確かである。しかし、胎児の心拍出が維持できないような状態、例えば重度の徐脈・頻脈性不整脈、高度房室弁逆流、重度心機能低下などでは、"天然の ECMO"のような胎盤への血流も低下し、胎児循環・胎児の well-being は維持できなくなる。胎盤機能の低下、臍帯血流の低下（真結節など）があれば、"天然の ECMO"の恩恵が受けられず、危機となる。NICU スタッフも胎児の well-being 評価の理解と関心を深め、産科からの情報を通して胎児の状態の把握に努めたい。

キーワード解説 動脈管

肺動脈と大動脈を結ぶ血管で、通常は生後に自然閉鎖する。早産児では閉鎖しにくく、PDA になることもある。

出生時の適応

出生後、臍帯結紮により流れやすい臓器である臍帯・胎盤循環との交通が一気に途絶える。これにより、大動脈圧が一瞬で上昇する。液体である羊水中から気体の中に出て、たとえ呼吸管理を要する超早産児であっても自らの肺での呼吸が始まる。良好な呼吸とともに肺血管抵抗が減少し、肺血流が増え、それによっても肺動脈圧は下降する（**圧力＝流量×抵抗**の関係がある）〔**図1**〕[1]。

動脈管の血流方向は大動脈から肺動脈へと変化し、流れる血液の酸素分圧は上昇し、やがて閉鎖する。この閉鎖は機能的な収縮と、解剖学的な閉鎖のプロセスからなり、動脈管は最終的に索状組織に至る（ヒモになる）。早産児は解剖学的な閉鎖プロセスが遅れ、一度血流が検出されなくなったとしても動脈管の再開通が起こり得る。臍静脈血の右房への流入がなくなり、肺血流量の増加により左房へ還流する血液が増え、卵円孔の短絡は左房から右房方向へと変わり、やがて閉鎖に向かう。ただし、卵円孔は成人でも4人に1人は完全には閉鎖していないといわれている。

呼吸の確立と肺循環の確立という大きな変化は、赤ちゃんの出生の場で、体色が数分でチアノーゼからピンク色に変わっていく劇的な変化の主役である。呼吸が良好に確立されないと肺血管抵抗が低下せず、血液が肺に流れにくくなり、出生時の適応過程は悪循環に陥る。反対に呼吸が良好に確立すれば肺血管抵抗は低下し、血液が肺に流れやすくなり、出生時の適応過程は好循環に入る（**図2**）[1, 2]。

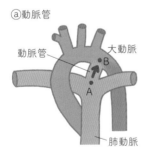

ⓐ動脈管

A点の圧：肺血管抵抗低下により肺動脈圧は低下。
B点の圧：胎盤循環との別離により大動脈圧は上昇。
従って、血流は「A→B」（胎児期）から、「B→A」（新生児期）に移行する。

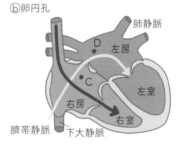

ⓑ卵円孔

C点の血流：臍帯静脈血消失により低下。
D点の血流：臍静脈還流増加により増加。
従って、血流は「C→D」（胎児期）から、「D→C」（新生児期）に移行する。

図1 胎児循環のからくり（文献1より作成）

矢印は胎児期の血流方向を表す。

こうした循環移行の観点からも、順調な分娩と時宜を得た蘇生の重要性が理解される。

心拍出量は一回拍出量と心拍数の積であり、新生児では心拍数の影響が大きい。"泣く"という運動をするべき出生直後に徐脈であることは、通常は低心拍出を意味する。Apgarスコアは、生直後の新生児の状態を、バイタルサインである心拍P・呼吸Rと、循環が成り立っているかを皮膚色A・刺激反応性G・活動性A（視診）により評価する。低体温はここに挙げた移行プロセスの随所を妨げ、有害である。適温の維持が重要である。

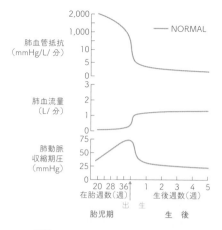

図2 出生前後での肺循環の変化
（文献1、2より引用）

キーワード解説 肺血管抵抗

血液が肺循環を流れる際の流れにくさ。理科で習った、電圧は電流×抵抗と同様に考えてよい。

新生児期の生理

呼吸の確立、臍帯／胎盤循環の消失から始まる出生直後の移行プロセス[1]が終了し、動脈管は閉鎖し、卵円孔は少量の左右短絡を残すのみとなる。血液の流れは、ほぼ成人と同様になる。ただし、新生児は心拍数が高く、その変動幅も大きい。生後の時間経過で、血圧は少しずつ上昇する。早産児ほど血圧は低めである。

出生日における平均血圧の3パーセンタイルがほぼ在胎週数にあたる（**図3ⓐ**）ことから[3, 4]、生後早期の低血圧（低平均血圧）の目安として在胎週数（mmHg）がよく利用される。これを下回ればすぐに昇圧治療ということではない。その前に総合的な思考を要する。組織循環が保たれているかが鍵になる[5]。

一般に血流が優先される臓器として脳・心が、犠牲にされやすい臓器として腸管・腎・皮膚が挙げられる。後者の機能不全は胃残（胃管で引ける胃内容物）の増加、尿量低下、皮膚色不良にあらわれる。これらの犠牲にされやすい臓器の血流が維持されていれば最低限の心拍出は足りていると考えられる。視診は重要で、

部屋が暗くて皮膚色が分からないようでは本末転倒である。

　児は困っているか、心拍出は保たれているか、組織循環は保たれているか。平均血圧以外に、収縮期血圧と脈圧（＝収縮期血圧−拡張期血圧）、心拍数、呼吸数と呼吸様式、経皮的酸素飽和度とその脈波、尿量、血液ガスと乳酸値、末梢の暖かさ、キャピラリー・レフィル（秒。指を押して色が戻るまでの時間が2秒以上は延長）はどうかを評価する。

　低血圧の原因評価も重要である。ボリューム不足はないか（前負荷）、血管は開き過ぎていないか（後負荷）、収縮力は落ちていないか、心タンポナーデになっていないかを評価し、情報をスタッフ間で共有する。循環調節の結果として血圧や一回拍出量が決まるので、それらが異常なら要因（負荷と機能）を評価[6]し、現在の循環に介入は必要か、問題点は何かを総合的に判断する。感染など、治療すべき原因があれば原因に対する治療を行う（図3ⓑ）[7]。低めの血圧で脈圧が開

ⓐ収縮期血圧による低血圧と高血圧の目安

在胎週数（週）	血圧 3 パーセンタイル（mmHg）		血圧 97 パーセンタイル（mmHg）	
	生後 24 時間以内	日齢 10	生後 24 時間以内	日齢 10
24	28	32	36	40
25	30	30	35	40
35	40	45	50	55
55	60	65	75	80
70	85	95	105	110

（文献 3、4 より）

ⓑ低血圧の病態、負荷と機能、治療（循環管理）

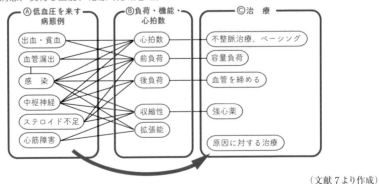

（文献 7 より作成）

図3 低血圧と病態

大すれば、PDA を疑う。評価の上、必要性に応じて薬物療法を開始する。

> **キーワード解説** 心タンポナーデ
>
> 心臓の周囲に液体（血液や他の液体）、時に気体などが異常に貯留して心臓が拡大できず、心拍出量の異常な低下を来す危機的状態。緊急で心タンポナーデの解除が必要である。

どうケアにつなげるか？

 胎内では肺血流はどうなっていますか？

肺に流れても仕方がないので、あまり流れていません。

 肺に流れないで、血液はどう流れますか？

動脈管を通して肺でなく、下行大動脈へ流します。

 ではなんで、動脈管があるからといって、肺に少ししか流れないんでしょうか？　生後だったら、PDA で高肺血流になりますよね。

……。

 肺血管抵抗が高いため肺に流れにくいこと、胎盤の抵抗は低く流れやすいこと、その二つが重要です。それで、動脈管は肺動脈から大動脈の方向に流れます。

分かってきました。

 ではなぜ胎児の肺血管抵抗は高いんでしょうか？

……。

 これは新生児期にも共通だからよく覚えておいてください。肺血管は、酸素化が悪いほど、炭酸ガスが貯まるほど、アシドーシスであるほど流れにくくなります。胎内では血液の酸素分圧が低いため、肺血管抵抗が高く保たれています。

分かりました。これから血液ガスも積極的に見て、血液ガス所見とバイタルサインやモニタ所見との関係を考えながら看護してみます。

よいですね。今を掘り下げて考えながら看護をすると、先を読む看護につながりますね。

生理の知識をどのようにケアに生かしたらよいか

バイタルサインや尿量変化、呼吸パターン、皮膚の色、胃残など、観察は大事です。循環がおぼつかないと、腎・皮膚・胃腸の血流は低下しやすいので。低血圧では組織循環が保たれているかが重要なため、この観察ポイントを経時的にみていきましょう。

循環が悪いとアシドーシスになり、アシドーシスになると循環が悪くなる悪循環になります。肺が悪くなくても、重度のアシドーシスでは代償しようとして呼吸が早くなります。早産児だと無呼吸になってしまうこともあります。だから呼吸の評価も循環の評価です。

血液の循環を考えても、体温管理は重要です。出生時の環境、蘇生からNICUまで、体温保持の徹底が大切です。こういう、いつもやっている児を安定させる管理は、循環のスムーズな移行にとっても非常に大事です。ルチーンの意味を理解して、しっかりやっていくことが鍵ですよね。

新生児循環への移行がうまくいかないと、動脈管に"肺動脈から大動脈への流れ（右左短絡）"が残ります。だから、気になる児では上下肢の酸素飽和度をモニタするとよく分かります。下肢の酸素飽和度をみて先天性心疾患の一部を疑うこともできます[8]。

適応障害または早産児の場合

・早産児の頭蓋内出血は生後3日までに多い。
・急性期は急激な循環動態の変化をできるだけ避ける。
・低血圧（平均血圧＜在胎週数）では理由と組織循環を考える。
・低血圧（平均血圧＜在胎週数）でも組織循環が良ければ、昇圧治療は必須とは限らない。
・PDAの有無と程度を評価し、必要性があれば薬物治療を開始する。

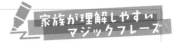

胎児期から新生児期までの循環の変化

　胎児期は羊水の中にいるので、血液を少ししか肺に流さず、代わりに胎盤に流す仕組みになっています。臍帯・胎盤のほかに、赤ちゃんに動脈管と卵円孔があって成り立っています。胎内では血液中の酸素は少なく、肺血管が流れにくく維持されていることも重要です。うまくできていますね。

　生まれて臍の緒を縛ると、赤ちゃんは流れやすい胎盤と分かれて大動脈圧は上昇します。良好な呼吸で赤ちゃんはピンク色になり、血液中の酸素が豊富になります。血液が肺に流れやすくなり、動脈管は閉鎖に向かい、卵円孔は胎児期と反対方向に流れてやがて閉鎖に向かいます。

　呼吸が悪く、このプロセスがうまくいかないのが新生児遷延性肺高血圧症です。左室という心臓のメインのポンプは、生後には高い圧力で、たくさんの血液を押し出す必要があり、左室は生まれたとたん、急にたくさんのお仕事が必要になります。広がって・縮むというポンプの性能は早産児ほど未熟です。動脈管が締まってくれないと、心臓のお仕事がさらに増え、肺に流れ過ぎ、体の血液が奪われて困ります。

引用・参考文献
1）増谷聡．胎児循環から新生児循環へ．Neonatal Care．30（4），2017，354-5．
2）Rudolph, AM. The changes in the circulation after birth. Their importance in congenital heart disease. Circulation. 41（2），1970, 343-9.
3）Initiative, Nn. Systolic blood pressure in babies of less than 32 weeks gestation in the first year of life. Northern Neonatal Nursing Initiative. Arch Dis Child Fetal Neonatal Ed. 80（1），1999, F38-42.
4）下風朋章．血圧計．with NEO．34（1），2021，57-63．
5）石黒秋生．組織循環モニタリング．日本新生児成育医学会雑誌．31（2），2019，312-6．
6）増谷聡．負荷と機能で決まる血圧と一回拍出量．Neonatal Care．30（5），2017，458-9．
7）増谷聡．低血圧を見て、負荷と機能を察し、治療を考える．Neonatal Care．30（7），2017，658-9．
8）中野玲二ほか．パルスオキシメータによる重症先天性心疾患の出生後スクリーニングの標準化プロトコール案．日本周産期・新生児医学会雑誌．58，2022，305．

3 脳

名古屋大学大学院医学系研究科小児科学
白木杏奈 しらき・あんな

同小児科学講師
城所博之 きどころ・ひろゆき

赤ちゃんの生理

胎児期　　出生時の適応　　新生児期

神経管の発生〜 神経ネットワークの形成	循環動態の変化と脳病変	脳の発達と環境から 受ける影響
在胎5週には、脳や脊髄の大元となる神経管が出来上がる。在胎9週には、神経管が終脳、間脳、中脳、後脳、髄脳、脊髄に分かれる。終脳は将来大脳になる部位である。その後、神経細胞やグリア細胞の生成、神経細胞の遊走を経て大脳新皮質に6層構造が構築される。また、神経軸索が伸長し、シナプス（神経細胞同士の結合）が形成される。脳はしわの数を増やして表面積を大きくしていき、在胎40週には脳重量は約350gまで大きくなる。	早産児は、神経細胞やグリア細胞が生成・移動し脳がダイナミックに発達している時期に出生する。出生時には胎児循環から新生児循環へ切り替わるが、この時期は脳の血管も未熟であり、生後の循環動態が不安定になると脳室内出血（IVH）を発症する。また、炎症や虚血、低酸素により未熟な神経細胞やグリア前駆細胞がダメージを受けると、脳室周囲白質軟化症（PVL）やびまん性白質障害を発症する。	子宮外環境へ出た後も、子宮内の胎児と同様に早産児の脳は発達していく。しかし、IVHやPVLといった粗大病変を免れたとしても、新生児集中治療室（NICU）での薬物治療、栄養管理、光や音刺激、痛み刺激や、早産児特有の慢性肺疾患（CLD）などの合併症が脳の発達過程に影響を与え得るとされている。大まかな大脳構造が形作られた後も、シナプス形成や神経軸索の髄鞘化を経て、脳は発達し続ける。

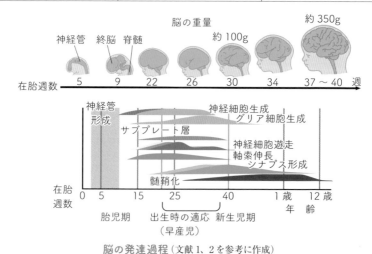

脳の発達過程（文献1、2を参考に作成）

胎児期の生理

在胎5週には神経管が、在胎9週には終脳、間脳、中脳、後脳、髄脳が認められるようになり、神経細胞やグリア細胞が脳室表面の脳室帯で生成される[3]。最初に誕生した神経細胞はサブプレートを形成する。その後誕生した興奮性の神経細胞は、サブプレートを通過して大脳表層へ放射状に移動し、古い順に大脳皮質の深層から表層へと配列し、在胎27週ごろには大脳新皮質の6層構造が完成する（図1）。一方、抑制性の神経細胞は、脳室表面で誕生した後、脳室の接線方向に沿って移動する。

キーワード解説 グリア細胞

神経細胞の活動をサポートする細胞で、その数は神経細胞の10倍以上とされている。主にアストロサイト、オリゴデンドロサイト、およびミクログリアの3種類に分類され、アストロサイトはエネルギー供給に、オリゴデンドロサイトは髄鞘化に、ミクログリアは免疫応答に、それぞれ関わっている。

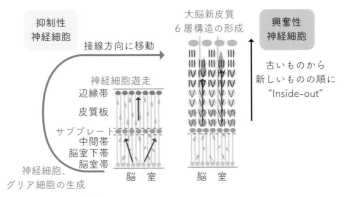

図1 大脳新皮質6層構造の形成過程

脳室帯で生成された神経細胞、グリア細胞は、脳の表層へと遊走し、6層構造を形成する。

キーワード解説 サブプレート（図2）

在胎28〜34週ごろに最も発達する神経細胞の集合体と豊富な細胞外マトリックスで構成され、神経細胞遊走や視床 – 皮質回路形成に関わり、脳発達において重要な役割を担う。在胎40週ごろには多くが消退するが、一部は大脳白質や大脳皮質第6層に残存する[2]。

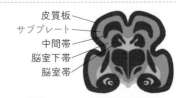

皮質板
サブプレート
中間帯
脳室下帯
脳室帯

図2 在胎22週の脳の前額断

妊娠初期の葉酸不足は、神経管形成不全のリスクとなる。また、母親の精神状態、薬物、アルコール摂取、喫煙、絨毛膜羊膜炎（CAM）は、胎児期の脳発達過程に影響を与えることが知られており、これらのリスク因子を避けることが重要である[4]。

これらの脳発達過程が障害を受けると、脳瘤や脊髄髄膜瘤（神経管閉鎖不全）、滑脳症や異所性灰白質（神経細胞遊走の障害）、多小脳回（大脳皮質形成の障害）といった中枢神経の構造異常を呈する[5]。

出生時の適応（在胎22〜34週ごろに出生する早産児の場合）

在胎24〜28週にかけて上衣下胚層（germinal matrix）〔図3〕が発達し、そこでは神経細胞やグリア細胞の産生が行われている。この部位は血管支配が豊富であるが、在胎週数が若いほど血管壁は脆弱である。出生後に胎児循環から新生児循環へ切り替わり呼吸や循環が不安定になると、脳血流が大きく変動し、脳室内出血（intraventricular hemorrhage；IVH）のリスクとなる。

また、この時期は脳血管も発達途上にあり、脳室周囲白質への血管分布は疎になっている。そのため、虚血になると、脳動脈の分水嶺にあたる脳室周囲白質の神経細胞やグリア細胞がダメージを受け、脳室周囲白質軟化症（periventricular leukomalacia；PVL）を発症する（図4）[6]。また、在胎28週前後は、オリゴデンドロサイトは分化途中の未熟な状態である（図5）。未熟なオリゴデンドロサイトは、成熟オリゴデンドロサイトと比べ、虚血や炎症のダメージを受けやすいため、早産の原因となる絨毛膜羊膜炎や妊娠高血圧症候群によりオリゴデンドロサイトが選択的に傷害され、びまん性の白質障害が引き起こされる[7]。

これらの白質病変は、身体の動きをコントロールする運動神経が通る錐体路に近い部位で発症するため、将来は脳性麻痺を起こす。一般的に、左右対称の病変であるため両側の身体に影響し、病変の程度に応じて、下肢から体幹、上肢へと麻痺の範囲が広がっていく（図4）。ただし、病変があったとしても、新生児期には麻痺所見が明らかでないことが多い。

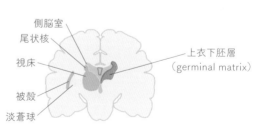

図3 上衣下胚層（germinal matrix）
在胎24〜28週にかけて発達している部位。

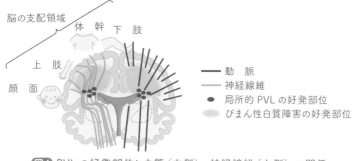

図4 PVL の好発部位と血管（右側）、神経線維（左側）の関係

右：血管支配が疎になっている部分がより脆弱であり、局所的な病変が起こりやすい。
左：脳室周囲の白質には、脳室に近い方から下肢、体幹、上肢を支配する運動神経が通っている。
未熟なオリゴデンドロサイトは、より広範囲に傷害され、びまん性白質障害を引き起こす。

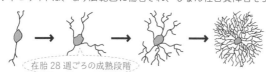

在胎 28 週ごろの成熟段階

未熟なオリゴデンドロサイト　　　　成熟オリゴデンドロサイト

図5 オリゴデンドロサイトの成熟過程

在胎 28 週では、90% 以上のオリゴデンドロサイトが未熟な段階である。

キーワード解説 脳室周囲白質軟化症（PVL）

早産児に多い脳病変。神経細胞やグリア細胞の局所的壊死と、未熟なオリゴデンドロサイトのびまん性の傷害により発症する。両側下肢麻痺または四肢麻痺の原因となる。多くは、新生児期のエコー検査や MRI 検査で検出される（**図6**）。

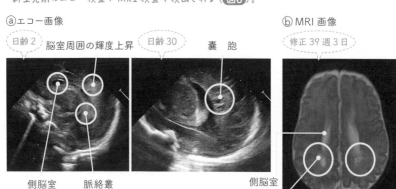

ⓐエコー画像

日齢 2　脳室周囲の輝度上昇　　　日齢 30　　囊胞

側脳室　　脈絡叢

ⓑ MRI 画像

修正 39 週 3 日

側脳室

囊胞　右

図6 PVL の画像所見

ⓐ日齢 2 には側脳室の周囲の白質が脈絡叢と同程度のエコー輝度を呈している。日齢 30 では同部位に囊胞が確認できる。
ⓑ側脳室後角周囲の白質内に囊胞が複数見られる。

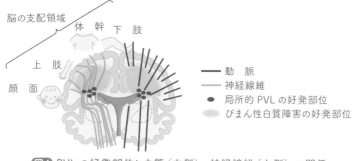

新生児期の生理

　早産児の脳は、子宮外環境下で、神経細胞が軸索を伸ばして他の神経細胞とシナプスを形成したり、神経細胞の軸索が髄鞘化されたりすることで、発達を続ける。この時期の視床と大脳皮質の間のシナプス形成において、サブプレートの神経細胞が仲介することが知られている[2]。後に、視床の神経細胞と大脳皮質の神経細胞との間に直接シナプスが形成されると、多くのサブプレートの神経細胞は役目を終えて消退する（図7）。

　早産児に合併しやすい PVL や IVH といった病気を免れたとしても、NICU での不適切な光や音環境、過度な痛み刺激や、早産児特有の慢性肺疾患（CLD）などの合併症が脳の発達過程に影響を与え得るとされている[4]。出産予定日前後で早産児と正期産児の脳を比較した研究においては、早産児では白質の微細構造が変化していること[8]や、脳の異なる領域同士の機能的結合が強まっていたり弱まっていたりすること[9]が報告されている。

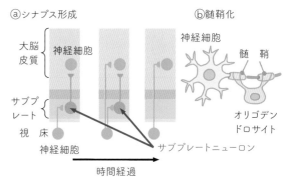

図7 視床－皮質間のシナプス形成過程と髄鞘化

キーワード解説 シナプス（図8）

シナプス前神経細胞から放出された神経伝達物質がシナプス後神経細胞の受容体に結合し、情報伝達が行われる。主な神経伝達物質として、興奮性の神経細胞はグルタミン酸を、抑制性の神経細胞は GABA を放出する。

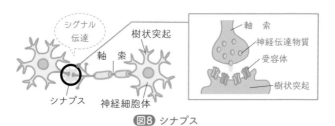

図8 シナプス

キーワード解説 髄鞘化

オリゴデンドロサイトにより神経細胞の軸索が絶縁性の髄鞘に覆われる過程。出産予定日前後では髄鞘化部位は限られるが、1歳6カ月〜2歳にかけて髄鞘化は急速に進み、MRI画像ではほぼ成人に近いパターンとなる（**図9**）。

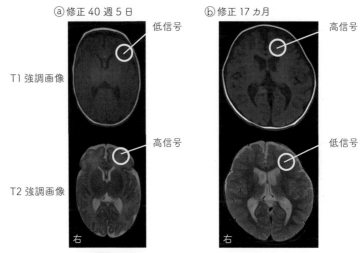

ⓐ修正40週5日　　　　　ⓑ修正17カ月

T1強調画像　　　　　　　低信号　　　　　　　　高信号

T2強調画像　　　　　　　高信号　　　　　　　　低信号

右　　　　　　　　　　　右

図9 髄鞘化前後での頭部MRIの変化

在胎29週4日、出生体重1,120g。ⓐ：修正40週、ⓑ：修正17カ月でのMRI所見。大脳白質は月齢とともに、T1強調画像で低信号から高信号へ、T2強調画像で高信号から低信号へ変化する。

どうケアにつなげるか?

胎児期には、単なる1本の管に過ぎなかった脳の大元となる神経管が、5つの部位に分かれます。そして、多くの神経細胞やグリア細胞が生まれ遊走し、大脳新皮質の6層構造を形成し、神経細胞同士がシナプスを介してネットワークを構成することで、複雑な脳構造が出来上がっていきます。早産児は、このダイナミックな変化を遂げている真っただ中に、子宮内の環境から子宮外の環境に適応し、成長・発達しています。

生理の知識をどのようにケアに生かしたらよいか

生理は分かったけど、どう早産児のケアにつなげたらいいんですか？

脳の発達過程を阻害してしまうような病変を起こさせないことが大切です。IVHのほとんどは、生後72時間以内の早期に起こるといわれています。特に在胎週数の若い赤ちゃんでは、この時期のストレスをなるべく少なくすることが重要です。心配になって、赤ちゃんの体位や、赤ちゃんにつながれている医療機器を調整したくなるかもしれませんが、できるだけ保育器内に手を入れない方が望ましいです。

多くのPVLやびまん性白質障害は出生前後の虚血や炎症が引き金となって発症するので、生まれたときにはすでに脳へダメージが加わっています。しかし、生まれた後であっても、循環動態が不安定になり脳への血流が途絶えてしまうと、発達過程にある脳は、PVLを発症します。普段と比べて血圧が低かったり、尿量が少なかったりするときには、医師に報告して脳血流の評価などを行ってもらうとよいでしょう。

また、早産児は原則入院していて家族と離ればなれになってしまうので、家族が赤ちゃんとどう関わったらよいかと戸惑うことが多いです。退院後を見据え、家族と赤ちゃんとの愛着形成を促すことも、将来的な脳発達には重要です。可能な範囲で家族にも積極的にケアに関わってもらえるように、適切な声掛けを行っていきましょう。

正期産児の適応障害

　正期産児であっても、出生前後に常位胎盤早期剥離、臍帯脱出や子宮破裂により虚血や低酸素が起こると、新生児低酸素性虚血性脳症（hypoxic ischemic encephalopathy；HIE）を発症し、後に脳性麻痺となるリスクがある[10]。次のような症状を認めた場合は低体温療法の適応となる可能性があり、迅速な対応が望ましい。①持続的な呼吸介助を要する状態、②意識低下・筋緊張低下、③発作（繰り返す四肢の動きや無呼吸など。確定には発作時の脳波検査が必要）、④吸綴反射やモロー反射の消失。

キーワード解説 低体温療法

深部体温33.5度前後になるように冷却し、72時間維持する治療法。一定の条件を満たした場合に、生後6時間以内で低体温療法を開始すると、HIEを患った児の神経発達予後の改善が期待できる。

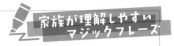

早産児の家族の場合

家族「早産なので、脳に何か起こっていないか心配です」

看護師「定期的にエコー検査や脳波検査をベッドサイドで行って、脳の状態を評価しています。NICU 退院の前には頭部 MRI を撮像して、大きな病変がないかどうか確認します。これらが正常であることが今後の正常発達を 100% 保証するものではありませんが、退院後も定期的に外来でフォローアップの診察があり、赤ちゃんの成長をマイルストーンごと（定期的）に確認していきます。心配事が出てきたら、いつでも相談することができます」

赤ちゃんに脳病変が見つかった場合

家族「脳に病変があると聞きました。これから先、どうなってしまうのでしょうか？」

看護師「赤ちゃんは今この瞬間もがんばって発達しています。大人と異なり赤ちゃんは成長するので、良くも悪くも画像の評価だけでは将来の予後を正確に判定することはできません。先のことが心配になるのはよく分かりますが、かけがえのない今のこの瞬間を家族で楽しく過ごすことが、今後の生活においてとても大切な経験となって生きてくると思います。

引用・参考文献

1) Cowan, WM. The development of the brain. Sci Am. 241 (3), 1979, 113-33.
2) Molnar, Z. et al. Transient cortical circuits match spontaneous and sensory-driven activity during development. Science. 370 (6514), 2020, doi : 10.1126/science.abb2153.
3) Molnar, Z. et al. New insights into the development of the human cerebral cortex. J Anat. 235 (3), 2019, 432-51.
4) Boardman, JP. et al. Invited Review : Factors associated with atypical brain development in preterm infants : insights from magnetic resonance imaging. Neuropathol Appl Neurobiol. 46 (5), 2020, 413-21.
5) Jarvis, DA. et al. Current state of MRI of the fetal brain in utero. J Magn Reson Imaging. 49 (3), 2019, 632-46.
6) Volpe, JJ. Neurobiology of Periventricular Leukomalacia in the Premature Infant. Pediatr Res. 50 (5), 2001, 553-62.
7) Volpe, JJ. et al. The developing oligodendrocyte : Key cellular target in brain injury in the premature infant. Int J Dev Neurosci. 29 (4), 2011, 423-40.
8) Brenner, RG. et al. Structural and functional connectivity in premature neonates. Semin Perinatol. 45 (7), 2021, 151473.
9) Eyre, M. et al. The Developing Human Connectome Project : Typical and disrupted perinatal functional connectivity. Brain. 144 (7), 2021, 2199-213.
10) Douglas-Escobar, M. et al. Hypoxic-Ischemic Encephalopathy : A Review for the Clinician. JAMA Pediatr. 169 (4), 2015, 397-403.

視覚の発達と光環境

秋田大学大学院医学系研究科作業療法学講座教授
太田英伸 おおた・ひでのぶ

同研究科看護学講座助教
熊谷真愉子 くまがい・まゆこ

時系列で押さえる **赤ちゃんの生理**

胎児期

メラトニンによる光情報の知覚

母親が経験する光環境は、メラトニンなどのホルモン情報により子宮の中の胎児に伝達される。母親松果体から夜間分泌されるメラトニンは、胎盤を経由して、胎児視床下部の視交叉上核（生物時計）に到達し、胎児に夜であることを伝え、生物時計の昼夜のタイミングを調節する。一方、母親が夜間明るい環境に曝露されると、メラトニン分泌が抑制され、胎児にサーカディアンな光環境の情報が伝達されない。

ⓐ

> 母親が経験する光環境は、メラトニンなどのホルモン情報により子宮の中の胎児に伝達される。母体松果体から夜間分泌されるメラトニンは胎盤を経由して、胎児に到達する。

> 子宮内の胎児は、母体からのメラトニンを視交叉上核（生物時計）で受け取り、子宮外の光環境を知覚する。その結果、胎児の体に母親が体験する外界の約24時間のサーカディアンリズムに適合した生理メカニズムが機能する。

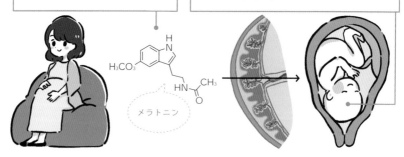

H_3CO_3 メラトニン

母親のメラトニンと胎児の生物時計

メラノプシン・ロドプシンの機能開始

妊娠28週ごろからメラノプシン（神経節細胞）が働き始め、明暗情報を視交叉上核（生物時計）に伝えることが可能である。また妊娠34週ごろからロドプシン（桿体細胞）が働き始め、明暗情報だけでなく形の情報を大脳皮質視覚野に伝えることが可能となる。そのため、早産で生まれた赤ちゃんは、修正28週ごろから明暗を知覚する。そして、修正34週ごろからぼんやりとした形の輪郭を知覚し始める。

ⓑ

出生前から胎児の光センサー（メラノプシン・ロドプシン）が働き始める。そのため出生直後から、新生児は光情報を直接目で受け取り情報処理する準備ができている。

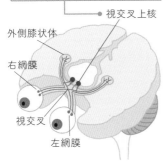

妊娠28週ごろからメラノプシンが働き始め、明暗情報を視交叉上核（SCN、生物時計）に伝える。また妊娠34週ごろからロドプシンが働き始め、形の情報を大脳皮質視覚野に伝えることが可能となる。

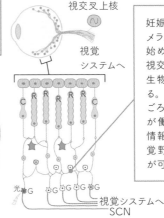

光センサーの機能開始

R：桿体細胞（ロドプシン）、C：錐体細胞（コーンオプシン）、G：神経節細胞（メラノプシン）

コーンオプシンの機能開始

生後2カ月ごろからコーンオプシン（錐体細胞）が本格的に働き始める。コーンオプシンは、明暗を視交叉上核に、形、色の情報を大脳皮質視覚野に伝達する。そのため、新生児は生後2カ月ごろから色の区別ができるようになる。生後2カ月では赤・緑色、4カ月では青色を見分けることができる。また、生後1週間の視力は0.03〜0.13（スネレン）と弱く、1.0の視力になるのは6カ月以降である。

ⓒ

妊娠34週ごろからロドプシン（桿体細胞）が働き始め、明暗と形を大脳に伝える。ただ、視力は弱く、ぼんやりと外界を認識している。

①修正34週相当の児の視界

②生後6カ月相当の児の視界

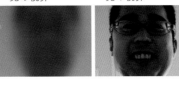

生後コーンオプシンが働き始め、生後2カ月では赤・緑色、4カ月では青色を見分けることができる。次第に視力は発達し、1.0の視力になるのは6カ月である。

修正34週相当と生後6カ月相当の児の視力

胎児期の生理

　母親の松果体から夜間分泌されるメラトニンにより、胎児は子宮外の光環境を知覚する（時系列で押さえる赤ちゃんの生理ⓐ）。子宮内の胎児は目で光を知覚できないが、視床下部の視交叉上核（生物時計）がメラトニンを受け取り母親が経験している光環境が夜であることを認識できる。また、夜間明るい環境に曝露されると母親の松果体が鋭敏に反応し、メラトニン分泌が抑制される。そのため、胎児に夜の信号が届かなくなるため、夜間には母親が少なくとも30lx以下の暗い光環境で過ごすことが重要である[1, 2]。

> **キーワード解説 メラトニン**
>
> 夜間に松果体から分泌されるホルモン。視交叉上核（生物時計）のメラトニン受容体に結合し夜の信号を伝達する。視交叉上核は昼の「明」信号を目からの光で、夜の「暗」信号を松果体からのメラトニンで受け取り、サーカディアンリズムを調節する。新生児のメラトニン分泌は生後3カ月まで未熟なため、この期間は光環境や夜の母乳に含まれるメラトニンが生物時計を制御する。

出生時の適応（時系列で押さえる赤ちゃんの生理ⓑ）

　出生前より2つの光センサー（メラノプシン・ロドプシン）が働き始め、出生後の明暗知覚の準備を開始する。そして、出生直後から新生児の視交叉上核（生物時計）は昼・夜の明暗環境を受け取る信号を、妊娠母体のメラトニンから、目より受け取る光情報にスイッチする。この変化は同一の視交叉上核で処理されるため、出産前後でスムーズな連携が実現する。

> **キーワード解説 メラノプシン**
>
> 眼球網膜の神経節細胞に存在する光受容体（光エネルギーを受け取ることができる蛋白質）で、青色光（波長460～480nm）に反応する。メラノプシンは生物時計の制御、対光反射、メラトニン分泌抑制、そして気分（mood）の調整など、明暗の光情報に影響される生理機能の調節に関わる。

　一方、新生児松果体のメラトニン分泌は生後3カ月まで未熟なため、この期間の睡眠などのサーカディアンリズムは主に光環境のみに依存しており、外界の光環境の影響を受けやすい[2~10]。

新生児期の生理（時系列で押さえる赤ちゃんの生理ⓒ）

　生後、明暗・形態・色の情報を認識する視覚システムの発達が進み、外界の視覚情報を学び適応する過程が進む。NICU・GCU 入院中の早産児は、色の識別が不完全で色のない白黒の世界で生活している。視力も低いため、ケアを行っている大人の顔の表情は識別できないと推測される。一方、周囲の物体の動きはある程度認識し、満期に近い早産児は眼球の 30cm 以内に近づいた物体の運動は知覚できると推測される。新生児が緑・赤の区別が可能となるのは生後 2 カ月からで、色識別に重要なコーンオプシンの成熟にはさらに時間がかかる [2, 3, 7, 8]。

どうケアにつなげるか？

　胎児は、妊娠前半まで光を直接目で感じることはできないのですが、お母さんから夜間分泌されるメラトニンの情報を自分の生物時計で受け取って、昼・夜を区別しています。そして、妊娠後半には明るい・暗いの情報を直接目で受け取る準備が出来ています。

生理の知識をどのようにケアに生かしたらよいか

　実は、昼間が明るく、夜は暗い明暗環境で保育された方が、1 日中明るい NICU や 1 日中暗い NICU で保育されるより、早産児の体重増加や睡眠のサーカディアンリズムの発達が良いことが知られています。

適応障害または早産である場合

・早産児が光を感じにくい妊娠 28 週前は、急性期治療のため常に明るい環境を導入することが特に重症例では有益である（図1ⓐ）。

・早産児が光を感じ始める妊娠 28 週前後は NICU に明暗環境を導入することが重要である（図1ⓑ）。

・NICU に長期入院する赤ちゃんの視覚の発達に合わせた「おもちゃ」（図2）を適宜導入することで、知的発達を伸ばせる可能性がある。

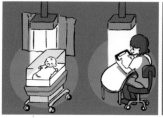

ⓐ妊娠 28 週未満　　　ⓑ妊娠 28 週以上（消灯）

光を感じにくい妊娠 28 週前までは急性期治療のために常に明るい環境を取り入れる。

光を感じ始めるころになったら、明暗環境を取り入れる

図1 夜間の光環境調整

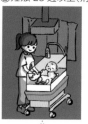

図2 新生児が知覚しやすい視覚パターンをもつおもちゃ

眼の発達に合わせたおもちゃを選択すると、児の知的発達を伸ばせる可能性がある。

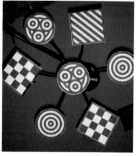

昼間は明るく、夜間は暗く

家族が理解しやすいマジックフレーズ

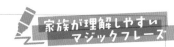

- ・昼間は明るく、夜間は暗い環境で赤ちゃんを育てることで、体や睡眠の発達を促すことができます。
- ・妊娠中、お母さんは眠りにくいことがあるかもしれません。そんな時でも夜間暗いところにいるだけで、メラトニンがお腹の赤ちゃんに夜であることを伝えます。

引用・参考文献

1) Kennaway et al. Development of melatonin production in infants and the impact of prematurity. J Clin Endocrinol Metab. 75 (2), 1992, 367-9.
2) 太田英伸．おなかの赤ちゃんは光を感じるか．東京，岩波書店，2014，120p.
3) Robinson, J. et al. Pupillary diameter and reaction to light in preterm neonates. Arch Dis Child. 65, 1990, 35-8.
4) Glotzbach, SF. et al. Biological rhythmicity in preterm infants prior to discharge from neonatal intensive care. Pediatrics. 95 (2), 1995, 231-7.
5) American Academy of Pediatrics. et al. "Illumination". Guidelines for Perinatal Care. 5th ed. Chicago, American Academy of Pediatrics, 2002, 51-2.
6) Rivkees, SA. Developing circadian rhythmicity in infants. Pediatrics. 112 (2), 2003, 373-81.
7) Reppert, SM. et al. Coordination of circadian timing in mammals. Nature. 418 (6901), 2002, 935-41.
8) Watanabe S, et al. Designing artificial environments for preterm infants based on circadian studies on pregnant uterus. Front Endocrinol (Lausanne). 113, 2013, 1-11.
9) Morag, I. et al. Cycled light in the intensive care unit for preterm and low birth weight infants. Cochrane Database Syst Rev. 3 (8), 2013, CD006982.
10) Kaneshi, Y. et al. Influence of light exposure at nighttime on sleep development and body growth of preterm infants. Sci Rep. 6, 2016, 21680.

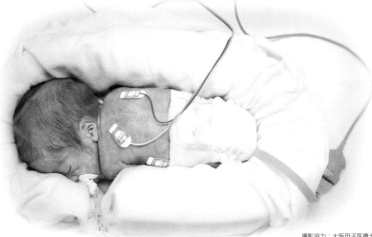
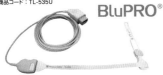
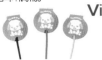
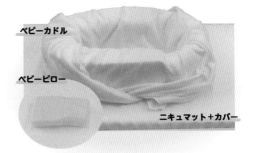

5 未熟児網膜症（ROP）

聖隷浜松病院新生児科

赤羽洋祐 あかはね・ようすけ

時系列で押さえる 赤ちゃんの生理

胎児期　　　出生時の適応　　　新生児期

網膜血管の成長	成長の停止	成長の再開
網膜血管は胎生14週ごろより視神経乳頭部から発生を始め、眼底の前方へ成長する。	網膜血管は出生前に完成するが、完成前に出生すると成長はいったん休止する。	成長を休止した網膜血管は、生後しばらくすると成長を再開する。新生血管が異常発達する現象を未熟児網膜症（ROP）という。ROPの国際分類では、活動期の網膜症を病変の位置（Zone）、重症度（Stage）、plus diseaseによって分類する。

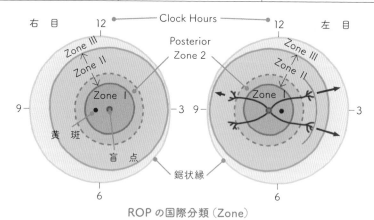

ROPの国際分類（Zone）

胎児期の生理

　網膜血管は胎生14週ごろより視神経乳頭部から発生を始め、眼底の前方へ成長する。

出生時の適応

　網膜血管は出生前に完成する。完成前に出生した場合、網膜血管の成長はいったん休止する。

新生児期の生理

　成長を休止した網膜血管は、生後しばらくすると成長を再開する。血管の成長には血管内皮細胞増殖因子（vascular endothelial growth facter；VEGF）が関与しており、VEGF が無血管領域から過剰に産生されることで異常血管が増殖する（<u>未熟児網膜症</u>〔retinopathy of prematurity；ROP〕）〔**図1**〕[1]。

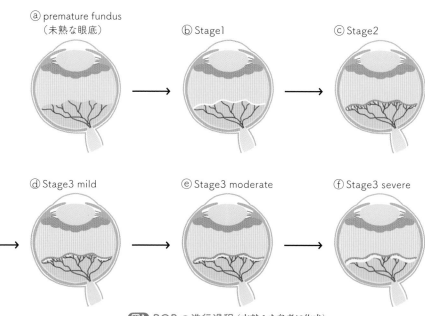

ⓐ premature fundus
（未熟な眼底）

ⓑ Stage1

ⓒ Stage2

ⓓ Stage3 mild

ⓔ Stage3 moderate

ⓕ Stage3 severe

図1 ROP の進行過程（文献 1 を参考に作成）

・Stage1：境界線の発生
　新生血管領域と無血管領域の境界線がみられるようになる。
・Stage2：境界線の隆起（Ridge）
　境界線が高さと幅を増して、網膜面上から盛り上がった構造となり、白色からピンク色へと変化する。ポップコーンと呼ばれる孤立性の新生血管が網膜上にみられることもある。
・Stage3：細胞外線維血管性増殖
　新生血管が次第に癒合し、硝子体の中へ立ち上がってくる段階。

未熟児網膜症（ROP）

出生後しばらくして網膜血管の成長が再開するが、このときに新生血管が異常発達して ROP が進行しやすい。

　異常血管が病的組織の発生を誘導し、増殖した組織によって網膜が牽引されることで網膜剥離が引き起こされる。

　ROP の実際の眼底所見を **図2** に示す。

どうケアにつなげるか？

> まとめると、網膜血管は出生直前まで成長を続けますが、早産・低出生体重児での出生となった場合は成長がいったん休止します。しばらくすると成長を再開しますが、新生血管が異常発達する（ROP を発症する）場合があります。

生理は分かったけど、どうケアにつなげたらいいんですか？

ⓐ在胎 35 週　　　　　　　　　　　ⓑ在胎 34 週

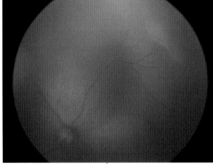
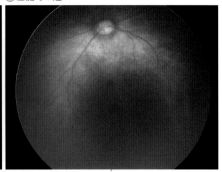

ridge の形成を認める
（Zone Ⅱ Stage2）

Zone Ⅱ Stage0

図2 ROP の眼底所見

（写真提供：聖隷浜松病院眼科・緑内障眼科　笹野紘之）

生理の知識をどのようにケアに生かしたらよいか

早産・低出生体重児（在胎 34 週以下または出生体重 1,800g 以下）は、生後 3 週以降（在胎 27 週未満は修正 29 週以降）に眼底検査を受ける必要があります。
眼底検査は痛みや苦痛を伴うため、呼吸・循環・消化などに影響を及ぼすことがあります。痛みのケアなど疼痛緩和を図るとともに、全身状態の変化に細心の注意を配ることが大切です。

キーワード解説 眼底検査

痛みや苦痛だけでなく、呼吸・循環・消化などに影響を及ぼすことがある。

眼科診察の実際（図3）

・検査実施の 1 時間前より散瞳薬（ミドリン®P 点眼薬やカプト点眼〔ネオシネジンコーワ 5% 点眼液（フェニレフリン）4mL／ミドリン®P（トロピカミド）2mL／サイプレジン®1% 点眼薬（シクロペントラート）2mL →計 8mL の混合液を滅菌済点眼容器に 1mL 充填したものなどの配合薬〕）を 5～10 分間隔で両眼に 2 回程度点眼する。検査に伴う啼泣や腹圧上昇による嘔吐を予防するため、経腸栄養の注入や経口哺乳は点眼前までに済ませておくことが望ましい。

・検査中は、タオルやシーツなどで体をしっかり包み込んだ上で頭部を固定し、安全に検査できるよう心掛ける。開瞼器・未熟児鈎による操作をきっかけに徐

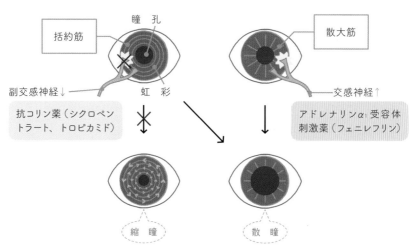

図3 自律神経系を介した散瞳薬の作用機序

瞳孔の大きさを調整する筋肉には、瞳孔括約筋（同心円状）と散大筋（放射状）がある。
副交感神経の刺激により括約筋が収縮し縮瞳、交感神経の刺激により散大筋が収縮し散瞳する。
散瞳薬は副交感神経の抑制または交感神経の刺激を通じて散瞳を来す。

脈や無呼吸発作を起こすことがあるため、呼吸状態や顔色に注意する。

・検査のストレスや散瞳薬により消化機能が不安定となる場合がある。状態の不安定な児に関しては、事前に経腸栄養量の変更（減量や母乳強化パウダーの中止など）を行う。壊死性腸炎（NEC）などの重篤な副作用もまれながら報告されており、消化不良や腹部膨満など検査後の変化には注意が必要である。

・検査後数時間にわたって散瞳が続くため、光環境の配慮も重要である。

注意すべきポイント

・ROP は在胎週数が浅いほど、出生体重が小さいほど進行しやすい（重症化リスクが高い）

・長期的な人工呼吸器管理や慢性肺疾患（CLD）、敗血症、輸血を要する貧血、脳室内出血（IVH）などが重症化の関連因子とされている。

・眼底検査に伴うストレスや散瞳薬の使用は全身症状として現れることがあるため、検査前後の状態変化に細心の注意を払う。

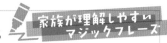

診察と、場合によっては治療が必要となる

　ご誕生おめでとうございます。予定日より早く・小さくお生まれになったお子さんには、いくつか注意すべき点があります。ROP はそのうちのひとつで、網膜血管が成長を再開した後に異常増殖することが原因です。

　網膜剥離による失明や視力低下につながることがありますが、お子さんの生まれた週数・体重や出生後の経過によって症状の進みやすさや治療が必要になるかどうかが異なります。

　生後 3 週間が経過したら眼科医による診察が始まります。検査は痛みや苦痛を伴うものなので、それらをできる限り和らげる努力をします。症状が進行した際には網膜剥離を予防するための治療が必要となる場合があり、光凝固術や抗 VEGF 療法（無効な場合は硝子体手術）を実施します。

引用・参考文献
1）東範行ほか．"病期分類（活動期・瘢痕期）"．未熟児網膜症眼底アトラス．東京，エルゼビア・ジャパン，2009，9-15.
2）太刀川貴子．未熟未網膜症．周産期医学．51（8），2021, 1161-5.

6 聴覚

さいたま市立病院新生児内科医長
関 芳子 せき・よしこ

慶應義塾大学医学部小児科学教室専任講師
有光威志 ありみつ・たけし

時系列で押さえる **赤ちゃんの生理**

胎児期

器官形成と機能獲得、発達と愛着促進

在胎4〜6週ごろより外耳・中耳・内耳の形成が、9週ごろより聴神経系の形成が始まる。基本構造は出生時に向けてほぼ完成され、その後も成長・発達を続ける。在胎26週ごろより、子宮外からの大きな音（80〜110dB）に対して胎児が心拍や胎動で反応することが分かっている。反応は週を追うごとにより良くなる。また、胎児は高い音（5,000Hz）への反応が良く、週数が進むにつれて、低い音へも反応するようになる。

区　分	外　耳	中　耳	内　耳	聴神経系
解　剖				
情報の形式	空気振動	機械振動	機械振動 電気信号	電気信号
機　能	保　護 増　幅 定　位	インピーダンス整合 卵円窓の選択的刺激 音圧の等化	フィルタリング 変　換	情報処理

（文献1を参考に作成）

液体を介した骨導音から空気を伝わる気導音への移行、子宮外での家族との出会い

出生時から、新生児は"声が高い""抑揚に富む"という特徴を持つ赤ちゃん言葉に対して、比較的成熟した脳反応を示す。特に自分の家族からの語り掛けと他児の家族からの語り掛けでは、新生児の脳反応が異なる。出生後の家族の語り掛けは新生児の家族への愛着や豊かな感情を育むだけでなく、家族のあたたかな心も育む。新生児と家族はお互いの言葉の詳細な意味を理解することはできないが、非言語コミュニケーションを交わしている。

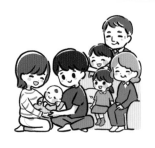

言語発達

新生児は1歳までに母国語の特性を学習する。母国語の特性の一つに、母音や子音の違いがある。日本語を母国語とする新生児は、1歳以降はlaとraの違いを聞き分けられなくなる。新生児は胎児期から継続して新生児期も家族の声に耳を傾け、愛着形成や社会性獲得とともに言語学習をしている。母国語の獲得には、出生後の適切な経験が必要である。

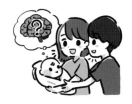

胎児期の生理

　ほとんどの哺乳類は生後になって初めて聴覚の発達が進むのに対し、ヒトの聴覚の発達は子宮内からすでに始まる。外耳・中耳・内耳といった末梢聴覚系の発生は在胎4〜6週ごろより始まり、細かい構造やサイズの違いをのぞけば、出生時には成人と同様までに機能する。中枢系である聴神経系も在胎9週ごろより形成が始まるが、音への感受性は胎児期はまだ発達途上である。なお、末梢系・中枢系のいずれも出生後も成長・発達を続けていく。

　胎児は在胎20週台には、胎外からの音へ対して心拍や動きで反応するようになり、週数を追うごとにその反応は増える[2, 3]。胎児が聴き取りやすい音圧レベルや周波数は一定の見解を得ていないが、少なくとも80〜110dBの音圧レベルを要し、5,000Hz程度の高い周波数の音への反応がよいと考えられている[4]。また、在胎34〜39週では26〜28週の児に比べて低い音へ反応しやすいという報告もある[2, 5]。

　成人の音の伝達経路は、耳道を介した空気を伝わる気導音であることに対し、胎児は母体の腹壁で減衰された音を、液体を介して頭蓋骨などの骨を伝わる骨導

音である。しかし、伝達形式の差こそあれ、胎児は在胎20週前半より胎外の音を聴いて反応することは明らかである。胎児期に音を聴くという経験は、将来の聴力や行動に影響する可能性がある[1]。器官形成や機能獲得が行われる時期に生じる早産や胎児期の感染症は、聴覚の発達にとって大きな影響を与える可能性がある。

> **キーワード解説** 新生児の将来に影響を与える可能性のある胎外の音
>
> 胎児は在胎20週前半より胎外の音へ反応する。このことは胎児期より家族や周囲の声や音を聴いていることを示唆しており、この経験は新生児の聴力や発達に影響を与えると考えられる。

出生時の適応

　音は外耳道で共鳴し、中耳、内耳の蝸牛、聴神経へと伝達される。新生児の音の伝達経路は出生後、成人同様に空気を伝わる気導音と変化していくが、いくつかの点で成人とはまだ異なる。音の位置認識は成人が1～2度の変化を捉えることができるのに対して、新生児は20度ほどの変化が必要である[6]。また、外耳道における音の共鳴については、成人では2,700Hz付近で最も共鳴が強く伝達能が良いのに対して、生後1カ月の児ではそのピークは4,000～5,000Hzに存在する。他にも、蝸牛においてはいずれの周波数でも成人に比較して新生児の方が感受性は高いこと[7]、新生児はノイズへの対応や音の急激な変化の認識が鈍いことなども知られている。

　しかし、声が高い、抑揚に富むなどの特徴がある赤ちゃん言葉に対して新生児は出生時から、成人のように比較的成熟した脳反応を示す[8, 9]。つまり、新生児は出生直後から家族の赤ちゃん言葉に耳を傾けているということである。さらに、自分の母親の語り掛けと他児の母親の語り掛けでは、新生児の脳反応が異なる[10]。

　新生児が自分の母親による語り掛けを聞くと、声の認識に関わる右上側頭回と愛着や感情に関わる前頭部の脳内ネットワークが活性化するが、他児の母親の声による語り掛けを聞いた際には、このような脳内ネットワークの活性化は認められなかった[10]。

　つまり、出生直後から、新生児は自分の家族の声に対して愛着を感じ、豊かな感情を育んでいるということである。生後間もなくからこのようなネットワークが活性化するためには、胎児期からこのネットワークが育まれている必要がある。つまり、出生前からすでに胎児と家族はコミュニケーションを通じて感情や家族との愛着を育んでいるということである。

キーワード解説 脳反応

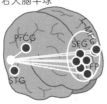
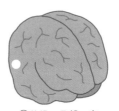

右大脳半球

ⓐ自分の母親の声　ⓑ他児の母親の声

ⓐが自分の母親の声を聞いた時の新生児の脳反応、ⓑが他児の母親の声を聞いたときの脳
反応。○は声の認識に関わる領域で、それ以外を●で示す。白線で囲んだ部分は愛着や
感情に関わる領域、黄色の線は語り掛けにより活性化した脳内ネットワークを示す。
自分の母親による語り掛けでは、声の認知に関わる領域と愛着や感情に関わる領域の脳内
ネットワークが活性化しているが、他児の母親による語り掛けではそのようなネットワークの
活性化は認められなかった[10]。

新生児期の生理

　新生児は1歳までに母国語の特性を学習する。母国語の特性の一つに、母音や
子音の違いがある。日本語を母国語とする新生児は、出生時はlaとraの違いを
聞き分けているが、1歳以降はlaとraの違いを聞き分けられなくなる。

　新生児は、胎児期から継続して新生児期も家族の声に耳を傾け、愛着形成や社
会性獲得とともに言語学習を行っている。新生児に、自分の母親の語り掛けを聞
かせると言語機能に関わる脳領域が活性化する[10]。

　この研究結果は、新生児が家族を含めた周囲の人の声を聞いて言語学習をして
いることを示す。このことから、言語発達には、出生後の適切な経験が必要なこ
とが分かる。

キーワード解説 新生児聴覚スクリーニング

先天性両側難聴は全出生児の1,000人に1〜3人認める
といわれている[11]。先天性難聴は将来的に言語発達遅滞、
精神発達遅滞、低学力へとつながり得る生下時の機能障
害であり、生後早期に難聴を診断し介入することはこれらを
予防しより良い発達へつなげることになり、重要である。新
生児聴覚スクリーニングとしては、自動聴性脳幹反応
(automated auditory brainstem response；AABR)
と耳音響反射(otoacoustic emission；OAE)がある。

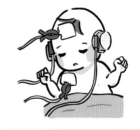

どうケアにつなげるか？

> まとめると、聴覚は胎児期から発達しているので、胎児は在胎20週台から母親の子宮の中で家族の声を聞き、家族に対する愛着を形成し、豊かな感情やあたたかい心が育まれているわけです。
> しかも、言語基盤も胎児期から少しずつ発達していて、生まれた後は家族を含めた周囲の人の声を聞くことで言語学習しています。

生理の知識をどのようにケアに生かしたらよいか

> 早産のためにNICUに入院した場合は、お母さんの子宮の中で家族の声を聞いていたときと同じように、家族にできるだけ長くNICUに滞在してもらって新生児に話し掛けるなど、コミュニケーションを交わしてもらえるように支援することが大切です。

> また、難聴のために周囲の人からの言葉を学習できない新生児は、将来的に言語発達遅滞、精神発達遅滞、低学力へとつながる可能性があり、早期介入が必要です。新生児聴覚スクリーニングとしては、AABRとOAEがあります。

適応障害または早産である場合

　米国では「生後1カ月までに聴覚スクリーニング、3カ月までに精密聴力検査、6カ月までに補聴介入開始（1-3-6ルール）」に基づき、難聴の早期診断、早期介入を提唱している[12]。わが国でも同様の対応が推奨されており[13]、AABRで2回要再検と診断された場合、生後3週以内に新生児尿中サイトメガロウイルス核酸検出検査を行う。

　早産のためにNICUに入院した場合は、家族が早産児に声を聞かせて、愛着形成と発達を促せるように、家族にとってNICUに滞在しやすい空間を提供することが必要である。具体的には、家族のプライバシーへの配慮やリクライニングチェアの設置などである。また、NICUに入院している新生児とのコミュニケーションの取り方や痛みのケアなど治療への家族参加の支援も極めて重要である。

① AABR の場合

AABR はスクリーニング検査であり、早期介入により発達支援が可能な赤ちゃんを取りこぼさないために行う検査です。検査で異常（2回リファー）があっても難聴が確定したわけではありません。

また、仮に難聴があったとしても、早く見つけて介入することができれば、子どもの発達を十分に支えることができます。なお、AABR が両側パスした場合も、その後の発達過程で音への反応に疑問を感じたら小児科医や耳鼻科医に相談しましょう。

② 早産の場合

聴覚は在胎 20 週台から発達しているので、保育器の中にいる赤ちゃんも家族の声を聞いています。保育器の手入れ窓を開けて、お子さんに話し掛けてあげてください。声が小さ過ぎると聞こえないかもしれません。赤ちゃんがびっくりしなければ、普通の話し声の大きさぐらいで大丈夫です。NICU 入院中に家族の声をたくさん聴いた赤ちゃんは将来、発達が良くなるという研究報告もあります。声を掛けるだけなくて触れるなど、赤ちゃんとコミュニケーションをとると赤ちゃんが喜びますよ。

引用・参考文献

1) Kelsey, L. et al. "Early development of the human auditory system". Fetal and Neonatal Physiology. 6th ed. Richard, A. et al. eds. Philadelphia, Elsevier, 2021, 1441-53.
2) Birnholz, JC. The development of human fetal hearing. Science. 222 (4623), 1983, 516-8.
3) Kisilevsky, BS. et al. Maturation of human fetal responses to vibroacoustic stimulation. Child Dev. 63 (6), 1992, 1497-508.
4) Lecanuet, JP.et al. Differential fetal auditory reactiveness as a function of stimulus characteristics and state. Semin Perinatol. 13 (5), 1989, 421-9.
5) Querleu, D. et al. Fetal hearing. Eur J Obstet Gynecol Reprod Biol. 28 (3), 1988, 191-212.
6) Saffran, J. et al. "The infant's auditory world : hearing, speech and the beginning of language". Handbook of child psychology. 6th ed. Kulun, D. et al. eds. New York, John Wiely&Sons, 2006, 58-108.
7) Keefe, DH.et al. Pressure transfer function from the diffuse field to the human infant eat canal. J Acoust Soc Am. 95, 1994, 355-71.
8) Arimitsu, T. et al. Functional hemispheric specialization in processing phonemic and prosodic auditory changes in neonates. Front Psychol. 15 (2), 2011, 202.
9) Arimitsu, T. et al. Assessment of developing speech perception in preterm infants using near-infrared spectros-copy. NeoReviews. 16 (8), 2015, e481-9.
10) Uchida-Ota, M. et al. Maternal speech shapes the cerebral frontotemporal network in neonates : A hemodynamic functional connectivity study. Dev Cogn Neurosci. 39, 2019, 100701.
11) Anastasio, ART. et al. Comprehensive evaluation of risk factors for neonatal hearing loss in a large Brazilian cohort. J Perinatol. 41 (2), 2021, 315-23.
12) Year 2019 Position Statement : Principles and Guidelines for Early Hearing Detection and Intervention Programs -Executive Summary. http://www.jcih.org/JCIH_2019_Executive_Summary.pdf [2022. 10. 6]
13) 厚生労働省. 新生児聴覚検査の実施について. 2007. https://www.mhlw.go.jp/file/04-Houdouhappyou-11908000-Koyoukintoujidoukateikyoku-Boshihokenka/tyoukaku2.pdf [2022. 10. 6]

7 吸啜・嚥下・哺乳

神奈川県立こども医療センター新生児科

齋藤朋子 さいとう・ともこ

時系列で押さえる 赤ちゃんの生理

胎児期

吸啜・嚥下機能の発達

吸啜・嚥下機能の発達は胎児期からすでに始まっている。口周囲への感覚の出現や、吸啜の発達、舌の前後運動の強調などの子宮内でのさまざまな経験が、出生後の哺乳や摂食につながっていく。

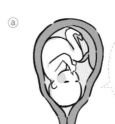

指しゃぶりは、吸着・吸啜の発達を促す刺激にもなっていると考えられている

出生時の適応

探索行動や吸啜・吸着の学習、獲得

出生直後の早期母子接触から始まる頻回直接授乳は、胎外環境への適応を促すとともに、児の探索行動や吸啜・吸着を経験し学び獲得することにつながり、その後の哺乳行動に効果的である。

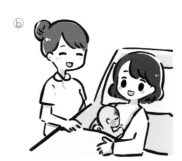

早期母子接触

吸啜・嚥下と呼吸との協調運動により哺乳が確立していく

哺乳には、乳房から口腔内に母乳を絞り出すための吸啜力、口腔から咽頭、食道へ母乳を送り出す嚥下力、さらに吸啜・嚥下・呼吸の協調が必要である。

新生児期

①密閉　　②圧縮　　③陰圧　　④嚥下

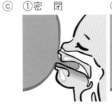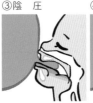

吸啜運動（文献1を参考に作成）

胎児期の生理

　吸啜・嚥下機能の発達は胎児期からすでに始まっている。吸啜・嚥下に関わる感覚として、胎児の皮膚感覚は在胎7週ごろから口周囲に出現し、在胎20週ごろまでに全身に広がっていく。吸啜の発達は在胎15週ごろから始まる。舌の動きは在胎約21週ごろに単純な前方への突き出しが見られ、在胎28週には舌の正中線がくぼむカッピングに移行していく。舌の前後運動の協調は、同じく在胎28週ごろには観察されている。これらの発達は子宮内での口腔内や顔面の刺激によって引き起こされると考えられている[2]。手を口元に持っていき口を通じて自分の手を感じる指しゃぶり（ 時系列で押さえる赤ちゃんの生理⓪ ）は、自己の体を認識するダブルタッチの一つでもあり、吸着・吸啜の発達を促す刺激にもなっていると考えられている。

　また、胎児は在胎12週以降、吸啜とともに嚥下の発達が進む。胎児期の咽頭は羊水の通る管であり、毎日最大750mLの羊水を摂取している[3]。羊水を嚥下することで羊水量を一定に保つとともに、胎児期から消化管粘膜の発達を促している[4]。吸啜と嚥下の協調運動は32週ごろから認めており、前述したような子宮内での胎児のさまざまな経験が、出生後の哺乳や摂食につながっていく。

> **キーワード解説　羊　水**
>
> 羊水は胎内での恒常性の維持に必要である。羊水の産生場所は妊娠中期までは羊膜や胎児皮膚、中期以降は胎児の尿である。吸収場所は、妊娠中期までは胎児皮膚で、妊娠中期以降は胎児の嚥下運動を介して胎児消化管から吸収され、常に産生と吸収を繰り返し循環している。

出生時の適応

　胎児期から、吸啜・嚥下機能が発達し、出生後の準備が行われてきたが、出生後最初の48時間は、嚥下と呼吸が調和しておらず[5]、哺乳開始とともに呼吸は不規則になり、呼吸数や換気量が有意に低下する様子がみられる。しかし、出生直後から生後48時間ごろまでは少量の初乳しか分泌されないため、嚥下と呼吸の調和が取れていなくても少量の液体を処理するだけでよく、影響は少ないといえる。

　WHO/UNICEF の「母乳育児がうまくいくための 10 のステップ」では、出生直後のケアとして出生後早期に母親と赤ちゃんの肌と肌の触れ合いを促す、いわ

ゆる早期母子接触（時系列で押さえる赤ちゃんの生理ⓑ）を推奨している[6]。早期母子接触は、児の心拍数、呼吸、血糖値、体温などを安定させる効果や、母乳栄養率の上昇、母子相互関係の確立に寄与するなどの効果が証明されている[7]。早期母子接触を行うと、自発的に母親の胸を這い、手や口を使いながら乳頭を探し、吸着、吸啜する行動が多くの児で観察される。そこに至るまでには平均60分程度かかるため[9]、その間に児の行動を妨げず見守ることも母乳育児支援の一つである。

> **キーワード解説** 早期母子接触（時系列で押さえる赤ちゃんの生理ⓑ）
>
> 出生直後から、分娩室で母親と児が皮膚接触を行うこと。児のバイタルサインの安定や長期の母乳育児につながる。母親の希望と、児に医学的な問題がないことを確認し、モニタリングしている、または担当者が付き添っている状態で行う。

　このように、出生直後の早期母子接触から始まる頻回直接授乳は、胎外環境への適応を促すとともに、児の探索行動や吸啜・吸着を経験し学び獲得することにつながり、その後の哺乳行動に効果的であると考えられる。

新生児期の生理

　哺乳には、乳房から口腔内に母乳を絞り出すための吸啜力、口腔から咽頭、食道へ母乳を送り出す嚥下力、さらに吸啜・嚥下・呼吸の協調が必要である。

　新生児の口腔咽頭機能は、効率的に哺乳ができるような仕組みになっている。口唇を閉じ、舌前方は口蓋との間に乳輪から乳頭を固定し、前方の隙間をなくすことで密閉空間を作り出す（吸着）〔時系列で押さえる赤ちゃんの生理ⓒ①〕[1]。この状態で、舌が前方から後方にうねりが伝わるような波状運動をすることで乳頭がしごかれ（吸啜）〔時系列で押さえる赤ちゃんの生理ⓒ②〕[1]、同時に形成された舌後方の陰圧により乳汁を口腔・咽頭に流し込む（嚥下）〔時系列で押さえる赤ちゃんの生理ⓒ③、④〕[1]。新生児は、解剖学的にも下顎が小さく、後退しているために口腔内容積が少ないので、相対的に舌が大きく、また、左右の頬脂肪体により密閉空間を作りやすい特徴がある[1]。

　児が大きく口を開けて乳輪を深く含むことで効率的に哺乳できるため、哺乳には適切なタイミングと適切な吸着が大切である。①児の欲しがるサインをよく観察すること、②児の体が母親を向いて耳・肩・腰が一直線になるように、③母子のお腹を密着させて抱っこすること、④児が大きく口を開けたタイミングに児を母親に引き寄せて乳輪を深く含ませること、を意識しながら支援するとよい。

そして、吸啜・嚥下と呼吸との協調運動により哺乳が確立していく。

キーワード解説 適切な吸着

児が適切に吸着している場合、口に乳輪まで深く含んでおり、乳頭の先端が圧迫されず母親は乳頭痛を感じることが少ない。授乳時の痛みは母乳育児を中断する原因にもなるため、哺乳の生理を知っていると抱き方や含ませ方の支援につながる。

どうケアにつなげるか？

哺乳に必要な吸啜・嚥下行動は、実は胎児期から始まっています。子宮内での顔や口の中の刺激を受けて、舌の運動は徐々に複雑な動きを習得していきます。また、この吸啜運動を受けて、羊水を飲み込みながら嚥下の発達も進んでいきます。出生直後は吸啜・嚥下と呼吸との協調がまだ十分ではありませんが、経験を重ねる中で少しずつ協調できるようになり、哺乳が確立します。

生理の知識をどのようにケアに生かしたらよいか

出生後数日は吸啜－嚥下－呼吸の協調がまだ十分ではありませんが、出生直後からの早期母子接触を行うことで、自ら乳首を探索し吸啜する一連の行動がみられ、その経験は哺乳行動の早期確立に寄与しています。呼吸のモニタリングを行い安全を確保しながら、医学的な問題がない限り母子の関係性を妨げない支援を行うよう心掛けましょう。

早産である場合

　早産児の場合、吸啜・嚥下行動はまだ発達段階である。米国小児科学会では吸啜-嚥下-呼吸の協調運動は修正 32 週ごろから可能とされている[9]。早産児は長期挿管によって口蓋が高いアーチを形成している上に頬脂肪体が十分に発達しておらず、筋緊張低下や吸啜力が弱いことなどから、哺乳効率が悪くなることがある。母親がリクライニングの姿勢になり、児の体を母親の胸に預けるリクライニング授乳（baby-led latching）がおすすめである。さらに、早産児は口からの不快な経験をすることが多く、気管チューブや口腔内吸引などのネガティブな体験は、将来的な摂食拒否につながる可能性がある。児の快適さに合わせて、よく観察しながら授乳を行うとよい。

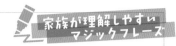
家族が理解しやすい
マジックフレーズ

赤ちゃんのペースに合わせて哺乳を確立していく

　赤ちゃんは、お母さんのお腹の中にいるときから指を吸ったり羊水を飲み込んだりして、生後におっぱいを飲めるように練習しています。ただ、早産で生まれた場合にはその準備がまだ十分整っていません。哺乳も学んで獲得していく技術です。最初は口を開けて乳首を含めただけでも褒めてあげてください。その後、吸啜し少しずつ長く続けられるようになる、母乳が口の中に吸い出され嚥下できるようになる、吸い過ぎて無呼吸を起こしていたのが、自分で調整して呼吸と協調できるようになる、というように段階を踏んで成長していきます。なかなか哺乳が進まなくて心配になることもあるでしょう。直接授乳する機会を増やし、赤ちゃんもお母さんもたくさん経験することで哺乳の確立がより進みます。焦らず少しずつ本人のペースに合わせてできたことを喜びながら、練習していきましょう。

　呼吸が苦しいときに無理に哺乳瓶の乳首を口に入れられると、ネガティブな経験になり将来の摂食拒否につながることがあります。直接授乳の方が赤ちゃんの要求に合わせた哺乳ができるため、より優しいですが、哺乳を快適と感じられるように、無理強いはしないよう赤ちゃんの様子をよく観察しましょう。

引用・参考文献
1）弘中祥司．"嚥下運動の発達"．小児の摂食・嚥下リハビリテーション．第2版．田角勝ほか編．東京，医歯薬出版株式会社，2014，37-9.
2）Miller, JL. Emergence of oropharyngeal, laryngeal and swallowing activity in the developing fetal upper aerodigestive tract : an ultrasound evaluation. Early Hum Dev. 71 (1), 2003, 61-87.
3）Pritchard, JA. Fetal swallowing and amniotic fluid volume. Obstet Gynecol. 28 (5), 1966, 606-10.
4）Sherman, D.J. et al. Fetal swallowing: correlation of electromyography and esophageal fluid flow. Am J Physiol, 258 (6 Pt 2), 1990, R1386-94.
5）Koenig, JS. et al. Coordination of breathing, sucking, and swallowing during bottle feedings in human infants. J Appl Physiol (1985). 69 (5), 1990, 1623-9.
6）WHO/UNICEF．母乳育児がうまくいくための10のステップ．2018年改訂版．NPO法人日本ラクテーション・コンサルタント協会訳．https://jalc-net.jp/dl/10steps_2018_1989.pdf [2022.11.8]
7）Moore, ER. et al. Early skin-to-skin contact for mothers and their healthy newborn infants．Cochrane Database Syst Rev. 5 (5), 2012. CD003519.
8）Widstrom, AM. et al. Newborn behaviour to locate the breast when skin-to-skin : a possible method for enabling early self-regulation. Acta Paediatr. 100 (1), 2010, 79-85.
9）米国小児科学会．"特別な場合の母乳育児"．医師のための母乳育児ハンドブック．平林円ほか訳．大阪，メディカ出版，2007，152-62.

8 消化器

島根大学医学部附属病院総合周産期母子医療センター助教
吾郷真子 あごう・まこ

同消化器・総合外科講師
久守孝司 くもり・こうじ

時系列で押さえる 赤ちゃんの生理

胎児期

羊水吸収

消化器系は、5週ごろから急激に成長する。

腸管の内腔は、一時的に細胞でふさがる。腸管は一度体外（臍帯内）に脱出して、その後再び収まる。

腸蠕動運動は8週ごろから始まるが、最初は無秩序な運動である。

10～12週ごろに小腸内に胎便が出現する。胆汁分泌は12週ごろから始まり、便の色のもとになる。

羊水を飲み込んで、胎便と尿（羊水）ができる。

胎盤からの栄養供給で、体重が増える。

出生時の適応

初回排便と腸蠕動運動

初回排便は、出生後24～48時間までに起こる。

この時の胎便排泄の調節機構は、低酸素ストレスやホルモン変化が関わっているといわれているが、実際のところは不明である。

腸蠕動運動は、36週で成熟した運動パターンになる。

胎便による羊水混濁は、在胎37週以降の出生で起こるものが大半である。

出生時の啼泣で空気を飲み込み、腸管に空気が入ると腸蠕動音が聞こえるようになる。

新生児期

哺乳の開始と便の変化

出生後は哺乳が始まる。哺乳時には空気も飲み込むため、哺乳後のげっぷが必要である。胃はげっぷをしやすい形状だが、嘔吐もしやすい。

新生児は、母乳や人工乳を飲む。飲む量が増えるにつれて、胎便は顆粒便に変わる。

排便回数は1日1～10回程度である。

消化管からの栄養摂取で体重が増える。

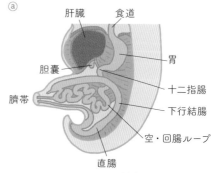

ⓐ

肝臓　食道　胃　胆嚢　臍帯　十二指腸　下行結腸　空・回腸ループ　直腸

（文献1を参考に作成）

消化器の発生

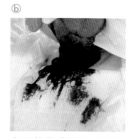

ⓑ

初回排便（胎便の排出）

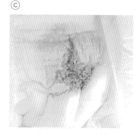

ⓒ

哺乳開始後の便

胎児期の生理

　消化管は受精後第4週に形成され始めるが、この時期は頭から足（尾）へ向かう一本の管であり、咽頭腸、前腸、中腸、後腸に分かれる。中腸は卵黄嚢に連続し、後腸の終わりは排泄腔となっており、泌尿生殖器と直腸がまだつながっている。この後、食道や胃などへ分化し、同時に前腸から肺、肝臓、胆嚢、膵臓が形成されていく。排泄腔では中隔が形成され、尿生殖部と直腸肛門が分かれる。消化管は急速に伸長するため腹腔内に収まらなくなり、中腸は6週にいったん臍帯内へ脱出する（生理的臍帯ヘルニア）。腹腔の成長が追いついてくると、反時計方向に回旋しながら第11週までに腹腔内に還納され、成人と同じ配置になる[1]。

> **キーワード解説　生理的臍帯ヘルニア**
>
> 胎生6週に臍帯内へ中腸が脱出する。10週になると反時計方向へ回旋しながら復帰していく（**図1**）[1]。

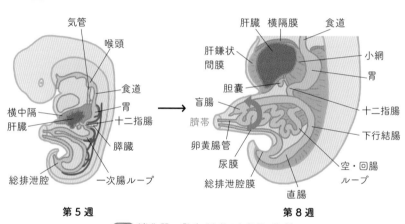

図1　消化器の発生（文献1を参考に作成）

第5週／第8週

気管　喉頭　食道　胃　十二指腸　横中隔　肝臓　総排泄腔　一次腸ループ　膵臓

肝臓　横隔膜　食道　肝鎌状間膜　小網　胃　胆嚢　十二指腸　盲腸　下行結腸　臍帯　卵黄腸管　尿膜　総排泄腔膜　直腸　空・回腸ループ

　消化管の管腔は、6週に上皮が増殖して内腔が完全にふさがるが、7週には腸絨毛、8週から消化酵素が出現し始める。9週になると管腔が再び出現する。10週にはグルコースの吸収が、12週にはアミノ酸の吸収が始まる。胆汁の分泌も始まる。消化管の神経であるマイスナー神経叢とアウエルバッハ神経叢は8週と12週に出現し、蠕動運動がみられるようになる[2]。当初は無秩序な運動だが、36週には成熟した運動パターンになる[3]。そして、飲み込んだ羊水が通過し消化管は成長していく。妊娠早期の不具合は、消化管閉鎖や腸回転異常症、ヒルシュスプルング病などを引き起こすが、必要な栄養が胎盤から供給されている限り胎児の体重は増える。

出生時の適応

　健常新生児では、出生後24〜48時間までに初回の胎便排泄（時系列で押さえる赤ちゃんの生理ⓑ）がある。胎便排泄の調節機構は不明であるが、児の成熟度と出生時の低酸素ストレスやホルモン変化（グルココルチコイド、甲状腺ホルモンの上昇〔TSHサージ〕）の影響が考えられている。

> **キーワード解説** 胎　便（時系列で押さえる赤ちゃんの生理ⓑ）（図2ⓐ）
>
> 出生前の胎児の腸で作られた便。主成分は水で、腸管分泌物、脱落扁平上皮、産毛、胆汁色素、血液などの成分が含まれる。10〜12週ごろに胎児の小腸内に認められ、16週までにゆっくりと結腸へ移動していく[2]。

　胎便による羊水混濁は、一般的に過期産児で多く、早産児では少ない。分娩中の胎便排泄は、正期産で7〜22％だが、過期産では40％まで増加するという報告もある[2]。出生時に羊水混濁があっても約25％は明らかな低酸素症を伴わず、必ずしも異常な状態ではなく、胎児の成熟に伴う正常な事象であると思われる[2]。

　しかし、羊水混濁が著明であれば、胎児は重度の低酸素ストレス下にいたと考えて対応する。多量の胎便がある羊水中では、卵膜や臍帯、胎児の手指が黄染する。胎便には臍帯静脈の血管収縮作用の報告もあり[2, 4]、新生児仮死や胎便吸引症候群（MAS）〔呼吸障害〕の懸念が大きく、出生した児に対しては迅速かつ正しい蘇生処置が必要である。

新生児期の生理

　出生後は哺乳して栄養を摂取するようになる。初乳には上皮成長因子などのさまざまな成長因子も多く含まれており、腸の消化吸収機能の成熟を促進する。分泌型IgAなどの免疫物質も豊富であり、腸の免疫力を上げる[5]。哺乳時には空気も飲み込むため、哺乳後にはげっぷが必要になる。胃はまだ直線的な形で、固定する靱帯も緩いため、げっぷを出しやすいが嘔吐もしやすい。新生児では少量の吐き戻し（溢乳_{いつ}）はよくみられる。

　便の性状は、哺乳量が増えるにつれて変化していく（図2ⓑ）。黒緑色の胎便から黄色い顆粒便になる。母子健康手帳にある便色カードでいうと4〜5番が多い。便が腸内に停滞すると腸内細菌に酸化されて緑色（6〜7番）になるが、全く問題ない。顆粒便の中にある粒は乳脂肪やカルシウムの塊といわれている。母乳か人工乳かによっても便の性状は変わる（図2ⓒⓓ）。母乳では便が柔らかくて

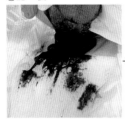
ⓐ胎　便

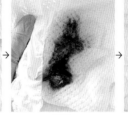
ⓑ移行便

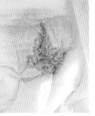
ⓒ顆粒便（母乳栄養）

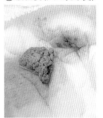
ⓓ顆粒便（人工乳栄養）

図2 便の性状の変化

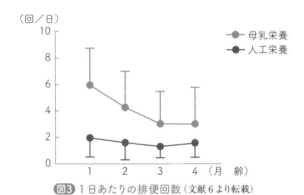

図3 1日あたりの排便回数（文献6より転載）

回数が多く、人工乳では粒が大きく硬めで回数は少ない。人工乳メーカーの研究によると、排便回数は1日1～10回程度と幅広い（**図3**）[6]。人工乳は牛乳由来でカゼインが多く、大きく硬い凝乳塊（カード）になりやすい。

　出生後は母乳または人工乳が栄養源であるため、哺乳や消化吸収に問題がある場合、栄養摂取ができなくなり新生児の体重は増えなくなる。

どうケアにつなげるか？

出生前は、羊水を飲んで消化管を使ってはいますが、出生後と違って胎盤からの栄養で成長しています。消化管の構造異常は妊娠中期までには起こりますが、上部なら羊水過多や腸管拡張で妊娠中に分かるものもあれば、出生後に症状が出てからはっきりするものもありますね。
出生前後で児の飲み込むものが変わり、便の性状が様変わりしますが、便の色のもとが胆汁色素であることは変わりません。
出生時の羊水混濁は、過期産であるほど起こり得ます。混濁が着明な時は児の状態に要注意です。

生理の知識をどのようにケアに生かしたらよいか

・出生時は、新生児蘇生法（NCPR）に則して評価と介入を行い、その後の呼吸状態に注意しましょう。
・出生後は、排便・嘔吐の有無、頻度や性状（色）について経過をよく観察しましょう。体重の変化も重要です。便の色については、便色カードの番号で表記する、オムツの内側が見えるように袋に入れて後からでも確認できるようにしておくと（図4）、スタッフ間での認識差がなくなります。
・病気でなくても呑気でお腹が張ることも多く、その場合は胃軸捻転を起こしやすくなります。哺乳後にしばらく上体を挙上することや、綿棒での肛門刺激や浣腸で排ガス・排便を促すことが有効です。

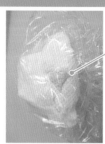

便色カード2番の白色便。袋に日時を書いておくとよい。

図4 便の観察方法

適応障害または早産の場合

・異常なサイン（胆汁性嘔吐、吐血、下血、黒色便、白色便、胎便排泄遅延、嘔吐の反復）があれば医師に報告する。→胆汁嘔吐、吐血・下血はすぐに報告！
・早産児（特にSGA〔small for gestational age〕児）ではお腹のトラブルが起こりやすい。胃食道逆流、壊死性腸炎（necrotizing enterocolitis；NEC）、胎便関連性腸閉塞（meconium-related ileus；MRI）〔図5〕、特発性腸穿孔。→まず、腹部所見と排便、胃残の観察を行う。NECの予防に母乳とプロバイオティクスを開始する。

ⓐ在胎 27 週、体重
1,200g で出生した児　ⓑ摘出された胎便

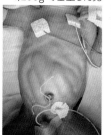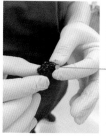

日齢 4 に腸を切開し、粘稠な胎便を取り出した

腸蠕動が弱く胎便が腸管内に滞るため、水分が吸収され非常に粘稠となる

図5 胎便関連性腸閉塞（MRI）

実物の便を見ながら解説する

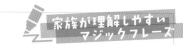
家族が理解しやすいマジックフレーズ

　出生後の胎便や顆粒便の様子は、母親と実物を見ながら説明する方が早い。便の性状は変化していくことを事前に伝えておくといいかもしれない。げっぷや肛門刺激も、実践しながら指導するとより伝わりやすい。

　1 か月健診では、便回数や溢乳・嘔吐、げっぷが出にくい、うなる（いきむ）、についての相談が多い。体重増加と本人の状態に問題がなければ、治療介入は不要なことが多い。「体重もよく増えて元気なので、今は病気の心配はないですよ」と前置きして、必要な説明を追加する。肥厚性幽門狭窄症は出生後に進行し、後々嘔吐が悪化し排便・排尿も減ってくるので、状況が変われば受診するよう伝える。

　便色が関係する場合は、「白」「黄色」とひとことで済ませるのではなく、便色カードや画像、実物を用いて、共通のスケールで確認するようにする。

引用・参考文献
1) Sadler, TW. "消化器系". ラングマン人体発生学. 第 11 版（原書第 13 版）. 安田峰生ほか訳. 東京, メディカル・サイエンス・インターナショナル, 2016, 233-57.
2) Ahanya, SN. et al. Meconium Passage in Utero: Meconium passage in utero : mechanisms, consequences, and management. Obstet Gynecol Surv. 60 (1), 2005, 45-56.
3) Montgomery, RK. et al. Development of the human gastrointestinal tract : Twenty years of progress. Gastroenterology. 116 (3), 1999, 702-31.
4) Altshuler, G. et al. Meconium-induced umbilical cord vascular necrosis and ulceration: a potential link between the placenta and poor pregnancy outcome. Obstet Gynecol. 79 (5 (Pt 1)), 1992, 760-6.
5) Commarem, CE. et al. Development of the Infant Intestine : Implications for Nutrition Support. Nutr Clin Pract. 22 (2), 2007, 159-73.
6) 雪印ビーンスターク株式会社. 母乳研究：うんち研究. https://www.beanstalksnow.co.jp/labo/excreta/ [2022.10.26]
7) 松川泰廣. 乳児期の嘔吐、腹満、体重減少. 小児内科. 47 (6), 2015, 785-90.

9 腎臓

東京女子医科大学腎臓小児科准教授、医局長

三浦健一郎 みうら・けんいちろう

時系列で押さえる **赤ちゃんの生理**

胎児期　　　　　　　　　　　　　　　新生児期・乳児期

腎臓の発生、腎障害と羊水過少	体液組成、腎機能
腎臓の発生は胎生4週に始まる。その後、胎生9〜12週で尿の産生が始まり、妊娠中期以降は羊水の大部分が、胎児の排泄する尿で占められる。腎臓は体液バランスを調節しているが、胎児期は細胞外液の方が多く、全体の体内水分量も多いのが特徴である[1]。 低形成・異形成腎などの腎障害により腎臓の尿産生が少ないと、羊水過少となる。その場合、胸郭や四肢などが圧迫され、肺低形成や四肢変形などを生じ、重篤な腎不全と呼吸障害を呈する（Potter症候群）[2]。	新生児期は胎児期に引き続き体内水分量が多く、かつ細胞外液が細胞内液より多い[1]。その後徐々に体内水分量が減少するとともに、細胞外液の割合も減少し、1歳ごろには成人と同等の体液組成となる[1]。 出生時の腎機能（糸球体濾過率）は、成人の約5分の1である。2週間で成人の2分の1になり、1〜2歳で成人と同等になる。尿濃縮能は未熟だが、ナトリウム（Na）再吸収能は成熟している。ただし、早産児ではNa再吸収能が低く、低Na血症になりやすい。

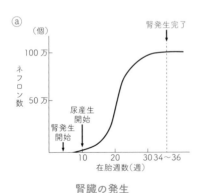

腎臓の発生

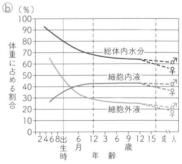

体液組成の経時的変化
（文献1より転載、著者訳）

胎児期の生理（時系列で押さえる赤ちゃんの生理ⓐ）

腎臓の発生は胎生 4 週に始まる。胎生 8 週までにネフロンの形成が始まり、34 〜36 週まで続く。最終的にひとつの腎臓につき約 100 万個のネフロンが形成される。胎生 9〜12 週で尿の産生が始まり、妊娠中期以降は羊水の大部分を胎児が排泄する尿で占めるようになる。

腎臓は体液バランスを調節しているが、胎児期は体液の分布が成人と異なる。成人では細胞内液：細胞外液（血漿＋組織間液）＝ 2：1 と細胞内液の方が多いが、胎児期は細胞外液の方が多く、全体の体内水分量も多い[1]。このため、新生児は非常にみずみずしい状態で出生する。

> **キーワード解説 ネフロン**
>
> 系球体（原尿が濾過されるところ）とそれに続く尿細管（水分・電解質を再吸収するところ）を合わせた構造を指す。

腎臓の尿産生が少ないと、羊水過少となる。原因として低形成・異形成腎や多発性嚢胞腎などがあり、出生時から乏尿／無尿を伴う腎不全を呈する。羊水過少が続くと子宮の中が狭くなり、胎児の胸郭が圧迫されて呼吸様運動ができず、肺の成熟が阻害される。このため肺低形成となり、出生時に重篤な呼吸障害を来す。また、四肢の運動が制限され、四肢の変形を来すとともに、押しつぶされた鼻、内眼角から頬部に伸びる異常な皺、大きく薄い耳介、小下顎などを伴う特徴的な顔貌を呈する。これらの症候を呈する病態を Potter 症候群と呼ぶ（図）[2]。

> **キーワード解説 低形成・異形成腎**
>
> 小児の慢性腎臓病および末期腎不全の原因で最も多い疾患であり、さまざまな程度で腎機能が障害される。膀胱尿管逆流などの尿路異常を伴うことも多く、尿路感染症に注意が必要である。ダウン症候群、4p－症候群などの染色体異常に合併する場合がある。

羊水過少のため頭部、胸郭、四肢が圧迫され、特徴的顔貌、肺低形成、四肢の変形が起こる

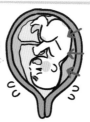

図 Potter 症候群

新生児期・乳児期の生理 時系列で押さえる赤ちゃんの生理ⓑ）[1]

　新生児期は胎児期に引き続き体内水分量が多く、かつ細胞外液が細胞内液より多い。出生直後は母乳の分泌も少なく、十分な哺乳ができないので、生後ある程度の水分を失ってもよいようになっている。実際、生後数日間で出生時から5〜10%体重が減少し（生理的体重減少）、生後7〜10日で出生体重に戻る。10%以上の体重減少の場合は母乳が不足していることが多く、人工乳を追加することが望ましい。母乳不足による脱水では高ナトリウム（Na）血症を呈することがあり、母乳性高Na血症とよばれる。出生後、徐々に体内水分量が減少するとともに、細胞外液の割合も減少する。1歳ごろには成人と同等の体液組成、すなわち細胞内液：細胞外液＝2：1となる。

糸球体濾過率（表）[3]

　出生時の腎機能は、糸球体濾過率（glomerular filtration rate；GFR）として約20mL/分/1.73m^{2}である。GFRは2週間ほどで50mL/分/1.73m^{2}になり、その後も徐々に上昇し、1〜2歳ごろに成人と同等の100mL/分/1.73m^{2}前後になる。GFRは簡便に測定できないので、GFRの指標として血清クレアチニン（Cr）の値を用いる（表）。GFRが低下すると血清Crは上昇する。出生時のCrは母親とほぼ同等であるが、Crは筋肉量に影響されるため、筋肉量が少ない新生児では生後徐々にCrが低下する。血清Cr値は、GFRが上昇し筋肉量の少ない生後3カ月〜1歳程度が最も低い。

> **キーワード解説** 糸球体濾過率（GFR）
>
> 糸球体で単位時間あたりに濾過される血漿の量。通常、1分間に濾過される血漿の量を体表面積で補正した値で表す。

> **キーワード解説** クレアチニン（Cr）
>
> GFRすなわち腎機能の指標である。筋肉に存在するクレアチンが代謝されてクレアチニン（Cr）になり、老廃物として腎臓で濾過される。そのため、GFRが同じでも筋肉量が少ないと血清Cr値は低くなる。

尿濃縮能

　尿濃縮能については、新生児の最大尿浸透圧は800 mOsm/kg程度であり、成人より尿濃縮能は低い。従って、1日に必要な水分は成人より多く、100〜120mL/kg/日程度である。一方、ナトリウム（Na）の再吸収能はすでに成熟し

表 腎機能の発達

年　　齢		糸球体濾過率 （mL/分 /1.73m²）	糸球体血流量 （mL/分 /1.73m²）	最大尿濃縮能 （mOsm/kg）	血清 クレアチニン （mg/dL）	FENa （%）
新生児	低出生 体重児	14 ± 3	40 ± 6	480	1.3	2~5
	成熟児	21 ± 4	88 ± 4	800	1.1	<1
1~2 週		50 ± 10	220 ± 40	900	0.4	<1
0.5~1 歳		77 ± 14	352 ± 73	1,200	0.2	<1
1~3 歳		96 ± 22	540 ± 118	1,400	0.4	<1
成　人		118 ± 18	620 ± 92	1,400	0.8~1.4	<1

（文献3より転載）

FENa：：Na 排泄分画。糸球体で濾過された Na のうち、尿中に排泄される割合を表す。FENa が
1% 未満の場合、99% 以上の Na が尿細管で再吸収されることを意味する。

ており、新生児（成熟児）の Na の尿中排泄率（FENa）は成人と同等である
（**表**）[3]。母乳中の Na 濃度は 6mEq/L、ミルク中は 8mEq/L であり、新生児・
乳児が摂取する栄養に含まれる Na は非常に少ない。そのため、新生児でも Na
をしっかり再吸収し、尿中にあまり Na が漏れない機構が備わっている。

早産児の腎機能

　早産児に関しては、GFR が成熟児よりさらに低い。腎臓の発生は胎生 34〜36
週まで続くため、これより早く生まれた場合はネフロンの数も少ない。さらに低
栄養や薬剤などでネフロン形成が阻害されると、腎機能の発達が障害される。従
って、特にこの時期は、腎障害を来す薬剤（インドメタシンなどの非ステロイド
性抗炎症薬やゲンタマイシン・バンコマイシンなどの抗菌薬など）や脱水に注意
する必要がある。また、早産児では Na 再吸収能も未熟で、FENa が高い（**表**）[3]。
このため、通常の母乳やミルクだけでは低 Na 血症になりやすい。適宜、Na 濃
度の高い輸液や NaCl の経口投与が必要になる。

どうケアにつなげるか？

新生児はみずみずしい状態で生まれてくるので、初めの数日間は生理的体重減少といって、5～10%体重が減ります。もちろん、その後は十分に哺乳してもらい、体重が増えないといけません。また、細胞外液の割合が多く、尿濃縮能が低いので、1日に必要とする体重あたりの水分量は成人より多く、経口摂取が低下した場合、容易に脱水になりやすいという特徴があります。さらに、新生児は腎機能（糸球体濾過率）が低いことにも注意しましょう。特に、羊水過少があった場合は低形成・異形成腎などの腎障害がある可能性があり、肺低形成にも留意する必要があります。

生理の知識をどのようにケアに生かしたらよいか

生後の体重減少が出生体重の10%を超える場合は、母乳不足が考えられます。脱水や高Na血症を来す可能性があるので、母乳に加えて人工乳を追加することが望ましいです。新生児・乳児の体液特性から、経口摂取量の減少により容易に脱水に陥りやすいので、その場合は早めに経静脈輸液を行うなどの処置が必要です。
また、薬剤によっては腎機能に合わせた用量調整が必要なので、気を付けましょう。特に、羊水過少があった場合、腎障害や肺低形成の可能性があるので、出生後の呼吸状態や尿量などに注意する必要があります。

早産である場合

・早産児は腎機能が特に未熟であるため、薬剤の投与量に気を付ける。

・特に腎障害を来しやすい薬剤であるインドメタシンなどの非ステロイド性抗炎症薬や、アミノグリコシド、バンコマイシンなどの抗菌薬は注意して使用する。

・尿からのNa喪失を来しやすく、低Na血症になりやすいため、適宜NaCl内服などによる補正が必要である。

①母乳不足による体重減少に対して

母乳が十分出ない場合は、がんばり過ぎる必要はないので、ミルクを足してあげましょう。そうすることで、赤ちゃんもさらに元気になり、お母さんも気持ちに余裕を持って授乳することができます。

②早産児で Na 補充が必要な場合

赤ちゃんの腎臓はまだ発達しているところです。今は塩分を失いやすい状態なので、補充してあげましょう。腎臓がもう少し発達したら、塩分を補充する必要はなくなります。

③低形成腎で軽度の腎機能障害がある場合

腎臓が小さく、腎機能が少し低下しています。ただし、通常でも生まれたばかりの腎臓の機能は低く、徐々に良くなっていきます。お子さんの場合も成長に伴って改善する可能性がありますので、よくみていきましょう。少し腎機能が悪くても、症状はなく、元気に育つことができるので、まずは通常の育児を心掛けましょう。

引用・参考文献
1) Greenbaum, LA. "Electrolyte and acid-base disorders". Nelson Textbook of Pediatrics. 20th ed. Kliegman, RM, et al. ed. Philadelphia, Elsevier, 2016, 346-84.
2) 小児慢性特定疾病情報センター：ポッター (Potter) 症候群. https://www.shouman.jp/disease/details/02_17_041/?path_describe=02_17_041 [2022.9.14]
3) 五十嵐隆. "腎機能と排尿機能の発達、およびその特徴". 小児腎疾患の臨床. 改訂第7版. 東京, 診断と治療社, 2019, 7-9.

Memo

10　代謝：甲状腺

帝京大学ちば総合医療センター小児科病院教授
南谷幹史　みなみたに・かんし

赤ちゃんの生理

時系列で押さえる

胎児期

経胎盤的甲状腺ホルモンの移行

第1三半期（妊娠初期）では胎児甲状腺はまだ機能せず、母親由来の甲状腺ホルモンが経胎盤的に移行して、胎児脳の発達に機能する。

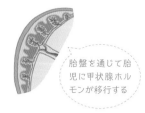

胎盤を通じて胎児に甲状腺ホルモンが移行する

胎児甲状腺が機能

第2三半期（妊娠中期）以降に胎児甲状腺は機能し始める。出生時の胎児内の甲状腺ホルモンの20～30%は母親由来である。

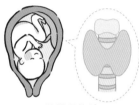

胎児甲状腺

出生時の適応

TSH サージ

分娩ストレス、寒冷刺激により生後30分でTSHサージが誘発され、甲状腺ホルモン合成が促進される。代謝を亢進し、体温を維持する。

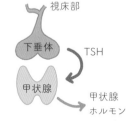

視床部

下垂体　TSH

甲状腺　甲状腺ホルモン

TSH サージの誘発と甲状腺ホルモン合成の促進

新生児期

代謝の維持

甲状腺ホルモンは蛋白・糖・脂質代謝、酸素消費に関与する。中枢神経系、心臓、肝臓、筋肉、骨成熟、消化器、皮膚などにも影響する。

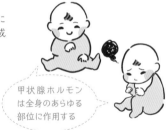

甲状腺ホルモンは全身のあらゆる部位に作用する

胎児期の生理

甲状腺ホルモンと脳分化・発達（図1）[1]

　甲状腺ホルモンは、胎児期・新生児期・乳幼児期の中枢神経系の発達や機能維持に不可欠であり、甲状腺ホルモンの作用不足は不可逆的な知能障害をもたらす。

　胎児甲状腺は、胎生3週に咽頭底で内胚葉が肥厚する形で発生し、胎生7週までに甲状腺舌管を経由して下降後、最終的な位置と形を成し、胎生14週以降に機能を開始する。少なくとも胎生9週から、胎児脳の分化・発達に甲状腺ホルモンが関与しているが、胎児甲状腺はまだ機能していない。この時期は、母体由来の甲状腺ホルモンが胎盤を通過しており、これが胎児脳の分化・発達に必須である。およそ胎生12週から30週の期間が胎児脳に障害を来す臨界期であり、この時期の母親および胎児の重度な甲状腺機能低下状態は先天性甲状腺機能低下症の原因となる[3,4]。出生時にすでに甲状腺ホルモン作用の臨界期は終了しており、

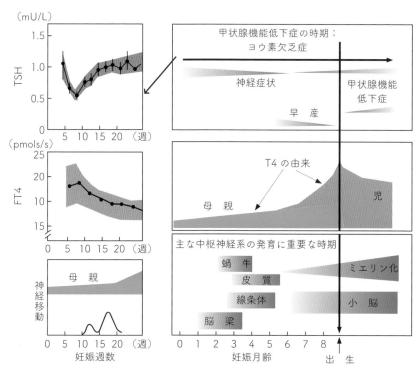

図1 TSH、FT4 の分泌量変化と中枢神経系の分化・発達イベント

（文献1より転載して改変、著者訳）

TSH：甲状腺刺激ホルモン、FT4：甲状腺ホルモン

出生後に甲状腺ホルモン補充療法を開始しても中枢神経系の発達障害を十分に補正することはできない。

キーワード解説 甲状腺ホルモン

甲状腺ホルモンにはサイロキシン（T4）とトリイオドサイロニン（T3）がある。甲状腺からは主にT4が分泌され、標的臓器で甲状腺ホルモン脱ヨウ素酵素2型（D2）により活性型のT3に変換され、その機能を発揮する。T4、T3はD3により不活性化される（**図2**）[2]。

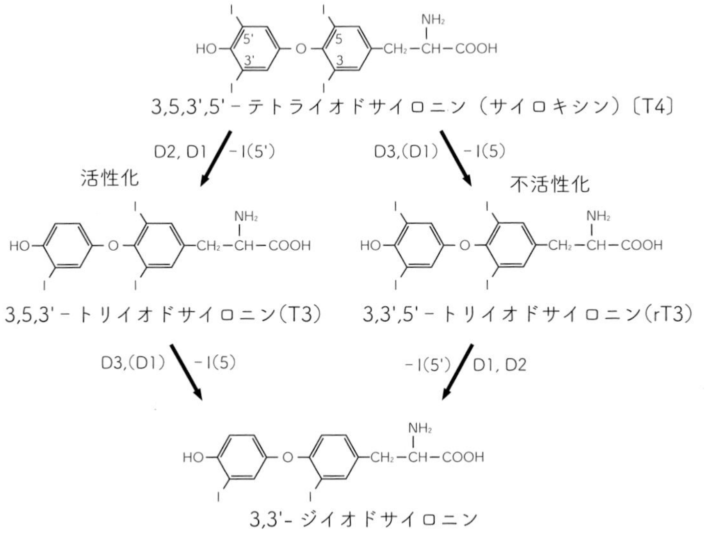

$$3,5,3',5'-\text{テトライオドサイロニン}（\text{サイロキシン}）〔T4〕$$

D2, D1 −I(5')　　　D3,(D1) −I(5)

活性化　　　　　　　　　　　　　　不活性化

3,5,3'−トリイオドサイロニン（T3）　　3,3',5'−トリイオドサイロニン（rT3）

D3,(D1) −I(5)　　　−I(5') D1, D2

3,3'−ジイオドサイロニン

図2 脱ヨウ素酵素：甲状腺ホルモンの活性化、不活性化

（文献2より転載して一部改変、著者訳）

キーワード解説 臨界期

脳の神経細胞群のネットワーク形成が一過的に高まる、限られた時期を指す。甲状腺ホルモンは胎児期の中枢神経系に広く作用し、胎児期の甲状腺ホルモン作用不全は広範な精神運動発達遅滞を生じる。甲状腺ホルモンが脳の発達に作用する期間（臨界期）は限定され、その時期を過ぎると、不可逆的な障害が残る。胎児期の甲状腺機能低下症の程度は、その臨界期と重症度に依存している。

胎児期の甲状腺ホルモン濃度

　出生時の胎児内甲状腺ホルモンの20～30％は母体由来であり、甲状腺無形成胎児の出生身長、体重は正常であり、無症状のことが多い。

　胎児期は、サイロキシン（T4）に比較してトリイオドサイロニン（T3）ははるかに低値である。甲状腺ホルモン脱ヨウ素酵素１型（D1）活性が低く、胎盤や肝臓の不活性化脱ヨウ素酵素３型（D3）活性が高いため、T4、T3はそれぞれ不活性なリバースT3（rT3）、ジイオドサイロニン（T2）に変換され、代謝は抑制されている。その後、肝臓、腎臓などでのD1の活性の成熟により、出生にかけてT3は上昇する。ただし、胎児脳ではD2によりT3が合成され、中枢神経系の分化・発達に作用する。

出生時の適応（図3）[5]

　新生児のTSH値は出生時10μU/mL程度であるが、生後30分ごろまでに急激に上昇し80μU/mL程度にまで達する。これをTSHサージという。

　T3、T4はTSHサージに引き続いて上昇し、生後24時間でピークとなる。TSHサージは分娩のストレス、寒冷刺激などの外部環境により誘発され、甲状腺ホルモンの過剰分泌を介して新生児の代謝を亢進させ、体温維持に関わっている。

新生児期の生理

　新生児のTSH値はTSHサージ後、徐々に低下傾向となり、日齢4ごろに小

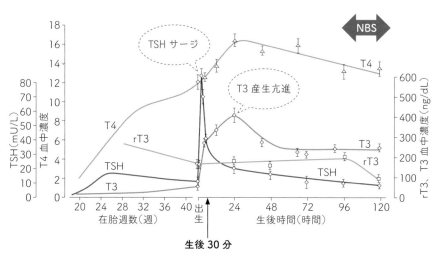

図3 出生時の適応と新生児期の甲状腺機能

NBS：新生児マススクリーニング検査　　　　　　　　　　　（文献5より転載して一部改変、著者訳）

児の正常域に落ち着く。T3、T4 も生後 24 時間でピークとなり、以降徐々に低下し、日齢 4 ごろにはほぼ小児の正常域に落ち着く。従って、新生児マススクリーニング検査（NBS）は日齢 4〜6 に行うことが推奨されている。

　出生後、D1 活性は増加し、D3 活性は低下するため、T3 産生が亢進し、不活性型である rT3 産生が低下する。視床下部では D3 活性は生後 1 週間程度高値を示し、その後低下する。中枢神経系を不適切に過剰な T3 の曝露から守ることが視床下部−下垂体−甲状腺系の正常な調節機構の構築のために重要と考えられる[6]。

　甲状腺ホルモン受容体は全身の組織に広く発現しており、全身的な蛋白代謝、糖代謝、脂質代謝、酸素消費に関与している。また、中枢神経系の発達、下垂体、心臓、肝臓、筋肉、骨成熟・骨代謝、消化器、皮膚などあらゆる臓器に影響を与える。

　先天性甲状腺機能低下症では、代謝低下により、遷延性黄疸、便秘、臍ヘルニア、体重増加不良、皮膚乾燥、不活発、四肢冷感、小泉門開大、TSH 高値によるグリコサミノグリカンの蓄積により、巨舌、嗄声、浮腫（いわゆるクレチン症チェックリスト）を呈する。

どうケアにつなげるか？

つまり、妊娠第 1 三半期（初期）から胎児脳の発達に甲状腺ホルモンは必須ですが、この時期には胎児の甲状腺はまだ機能せず、母親の甲状腺機能に依存しています。妊娠第 2 三半期（中期）から胎児甲状腺は機能を始めますが、出生時でも胎児の甲状腺ホルモンの約 20〜30％は母親に依存しています。出生後、直ちに TSH サージが起こり、引き続いて甲状腺ホルモンが上昇し、代謝が亢進して体温を維持することができるようになります。新生児期では全身の代謝、成長、発達に大いに関与しています。

生理の知識をどのように臨床現場で生かしたらよいか

母親がバセドウ病や橋本病に罹患したり治療したりしている場合、胎児の甲状腺機能異常を来すことがあります。これは、母親から甲状腺ホルモンの他に TSH 受容体抗体、抗甲状腺薬、ヨウ素剤が胎盤を通過し、胎児に影響するためです。小児内分泌専門医に相談することをお勧めします。
母親に基礎疾患がない場合、先天性甲状腺機能低下症は通常、新生児マススクリーニング検査にて発見されますが、クレチン症チェックリストを 2 項目以上満たす場合、注意が必要です。疑わしい場合は直ちに甲状腺機能検査、膝蓋骨 X 線写真、エコー検査を行って診断を確定し、甲状腺ホルモンの補充療法が必要になります。

適応障害または早産である場合

　早産児・低出生体重児では視床下部−下垂体−甲状腺系のフィードバック機構が成熟していない。また、NICU で治療として投与されたドーパミン、大量のステロイドあるいは低栄養、交換輸血などのために TSH 上昇を伴わない低 T4 血症を認め、TSH 遅発上昇型の先天性甲状腺機能低下症を呈することがあるので注意が必要である。出生体重 2,000 g 未満の新生児、一卵性（一絨毛膜双胎）または性別一致の多胎児の場合、2 回目の新生児マススクリーニング検査を行うことが推奨されている。

　一方で、新生児が未熟であるほど T4 低下の程度が強く、在胎 30 週未満の早産児の 50% 以上が低 T4 血症を認めるが、通常、治療をしなくても生後 10 週までには甲状腺機能は正常化し、正常な発達を認めるとされている。

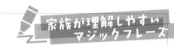

適切な早期治療とその後の対応

　先天性甲状腺機能低下症は発症頻度が 2,000〜2,500 人に 1 人であり、新生児マススクリーニング検査対象疾患の中で最も多い疾患です。現在は、新生児マススクリーニング検査により、全国で早期に発見され、早期から適切に治療されるようになっています。それにより本症の知能予後は著しく改善し、不可逆性の知能障害や成長障害を残す症例はほとんどみられなくなってきています。

　甲状腺ホルモン（レボチロキシンナトリウム〔チラーヂン®S〕）補充療法を開始した後は、体重や甲状腺機能検査値に応じて、内服量を適切に調整するため、定期的な血液検査が必要となります。

　補充療法を開始した場合でも、状況によっては治療が不要になる場合（一過性先天性甲状腺機能低下症）があります。ただし、後に再び甲状腺機能低下に陥る可能性があるので、注意深い経過観察が必要です。

引用・参考文献
1) de Escobar, GM. et al. Maternal thyroid hormones early in pregnancy and fetal brain development. Best Pract Res Clin Endocrinol Metab. 18 (2), 2004, 225-48.
2) Bianco, AC. et al. "Intracellular pathways of iodothyronine metabolism/implications of deiodination for thyroid hormone action". Werner&Ingbar's the thyroid. 11th. Braverman, LE. et al, eds. Philadelphia, Wolters Kluwer, 2021, 97-127.
3) Zoeller, RT. et al. Timing of thyroid hormone action in the developing brain : clinical observations and experimental findings. J Neuroendocrinol. 16 (10), 2004, 809-18.
4) Bernal, J. Thyroid hormone receptors in brain development and function. Nat Clin Pract Endocrinol Metab. 3 (3), 2007, 249-59.
5) Polak, M. Human fetal thyroid function. Endocr Dev. 26, 2014, 17-25.
6) 豊田長興. 甲状腺ホルモン代謝：up to date. 日本甲状腺学会雑誌. 5 (1), 2014, 37-40.
7) 日本小児内分泌学会マススクリーニング委員会ほか. 先天性甲状腺機能低下症マススクリーニングガイドライン. 2021 年改訂版. http://jspe.umin.jp/medical/files/guide20211027_2.pdf [2022.10.12]

11 代謝：副腎皮質

京都大学医学部附属病院総合周産期母子医療センター病院教授

河井昌彦 かわい・まさひこ

赤ちゃんの生理

胎児期

胎児期中期にはコルチゾール分泌は抑制されている

胎児期にはコルチゾールは分化を促進し、増殖を抑制する働きがある。このため、組織・臓器への分化が盛んな「器官形成期」にはコルチゾールの分泌がみられるが、いったん細胞・臓器の分化の方向性が決まり、細胞数をひたすら増やすべき「胎児期中期」にはコルチゾールの分泌は抑制されてしまう。

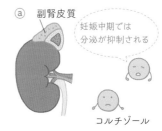

ⓐ 副腎皮質

妊娠中期では
分泌が抑制される

コルチゾール

出生時の適応

コルチゾールサージ

胎児期後期、出生に向けてコルチゾールの分泌が著しく亢進するが、このコルチゾールの急峻な分泌促進は、コルチゾールサージと称される。コルチゾールサージは子宮内生活から子宮外生活への適応のための臓器機能の成熟に重要な働きを担う。

ⓑ

胎児期後期の急峻なコルチゾール産生の亢進をコルチゾールサージと呼ぶ。これが、胎児の子宮外生活への適応に欠かせないものと考えられている。

| ～13 週 | 14～17 週 | 28 週～ |

在胎週数

新生児期

抗ストレスホルモン／昇圧ホルモンとしてのコルチゾール

出生前後で、児を取り巻く環境は大きく変化する。特に大きな違いは、児にかかるストレスが急増することに加えて、体血圧を著しく上昇させる必要が生じることである。また、子宮内では胎盤を介して持続的に栄養をもらっていたが、出生後は間歇的に哺乳することによってしか栄養を得ることがなくなり、低血糖の危険にさらされるようになる。そこで、ストレスホルモン、血圧上昇因子、血糖調節因子としてのコルチゾールの重要性が高まる。

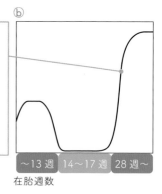

ⓒ

出生後は、
ストレスホルモン、血圧上昇因子、血糖調節因子として重要性が高まる。

副腎皮質

コルチゾール

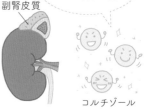

胎児期の生理

先天性副腎過形成（21 水酸化酵素欠損症）では、核型 46,XX 女児の外陰部が男性化する[1]。この現象は、胎児がコルチゾールを産生できないことが副腎皮質刺激ホルモン（ACTH）の過剰分泌を招き、その結果デヒドロエピアンドロステロン（DHEA）の産生が亢進し、男性ホルモン過剰産生へとつながることによって生じる。すなわち生理的には、胎児期初期すでに、胎児の視床下部−下垂体−副腎系（HPA 系）が確立し、必要に応じたコルチゾール産生が行われており、21 水酸化酵素欠損症の児のようにコルチゾールの産生ができないと大変なことが生じる。

一方、胎児期中期には胎児副腎における 3 β ヒドロキシステロイドデヒドロゲナーゼ（3 β HSD）2 挿入活性が低下し、コルチゾール産生が抑制されている。3 β HSD2 活性の低下は、DHEA の産生亢進を招くが、大量に産生された DHEA が女性ホルモンへと変換され、妊娠の継続を可能にしている[2]。つまり、副腎機能に関して、胎児は決して未熟なわけではなく、時期・必要性に応じてその機能を変化させているのである。

コルチゾール産生の代謝マップを **図1** に示す。

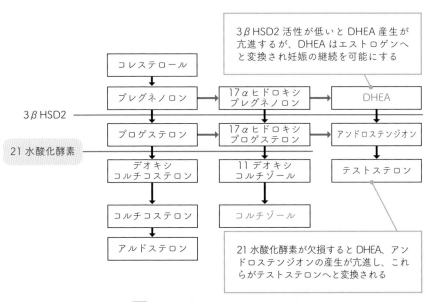

図1 コルチゾール産生の代謝マップ

出生時の適応

　コルチゾールは、胎児期後期に産生が亢進する。これをコルチゾールサージ（**時系列で押さえる赤ちゃんの生理⑥**）と呼ぶ。子宮内から子宮外への適応過程に副腎皮質ホルモンが必要なことは、切迫母体に対する出生前ステロイド投与の有用性からよく知られている。母親に投与され、胎児に移行したベタメサゾンがII型肺胞上皮細胞への分化を促進し、肺サーファクタントの産生を高めるのである[3]。また、出生前ステロイドが早産児の脳室内出血（IVH）を防ぐといった事実は、このような、グルココルチコイドによる細胞機能の分化促進は肺胞上皮細胞のみならず、肺水の吸収・動脈管の閉鎖・甲状腺機能の成熟など、身体の多くの臓器の成熟に寄与していることを示している[4]。

新生児期の生理

　胎児期に分化・増殖を調節するホルモンだったコルチゾールは、出生後その作用が大きく変わる（**図2**）。

　出生後のコルチゾールの働きは、①蛋白・脂質・糖質代謝、②炎症反応の抑制、③血管透過性の制御、④細胞内・外液量の調節、⑤循環の安定、⑥カテコラミン作用の増強、⑦中枢神経系の処理、⑧抗ストレス作用、と多岐にわたる[5]。すなわち出生後、コルチゾールは循環・血管透過性の維持など、呼吸・循環の維持に深く関わるようになる。正期産児であれば、この変化を難なく乗り越えるが、早産児ではしばしば問題になる。とりわけ、3βHSD2活性が抑制された胎児期中期に出生してしまう超早産児は、本来コルチゾール産生の抑制状態にあると考えられる。そう考えると、このような児は出生後、相対的副腎不全に陥りやすいのかもしれない。

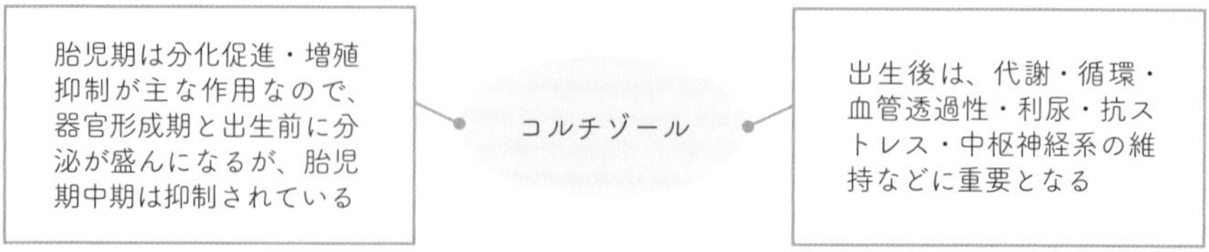

胎児期は分化促進・増殖抑制が主な作用なので、器官形成期と出生前に分泌が盛んになるが、胎児期中期は抑制されている

コルチゾール

出生後は、代謝・循環・血管透過性・利尿・抗ストレス・中枢神経系の維持などに重要となる

図2 コルチゾールの働き

どうケアにつなげるか？

コルチゾールは胎児期中期にはその産生が抑制されています。特に、胎児期中期に出生してしまう超早産児はちょうどコルチゾール産生が抑制されている時期に生まれることになるんですよ。

生理の知識をどのようにケアに生かしたらよいか

生理は分かったんですけど、それをケアにどう生かしたらいいんですか？

まず、超早産児はコルチゾール産生が抑制されていて、相対的副腎不全に陥りやすいのだということを意識しておくべきです。そして、副腎不全の兆候には循環不全・浮腫・呼吸の悪化といった所見も重要であることを念頭に置いてください。

適応障害または早産である場合

　早産児の相対的副腎不全には、出生後早期のカテコラミン不応性低血圧、早期新生児期を過ぎた後の晩期循環不全、慢性肺疾患（CLD）の急性増悪などが挙げられる[6]。このため、コルチゾールの産生が抑制された時期に出生する超早産児がこのような症状を呈した場合には、「副腎皮質ホルモン薬を投与すべきでは？」と考えることも重要である。

　ただし、副腎皮質ホルモン薬には短期・長期の副作用があることも事実である。このため、本当に副腎皮質ホルモン薬が必要な病態かどうかを確認することも欠かせない。

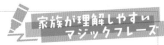
家族が理解しやすいマジックフレーズ

副腎皮質ホルモンの重要性

　「副腎皮質ホルモン薬はさまざまな副作用が懸念されるお薬です。でも、早産児は副腎皮質ホルモンが不足して、それが原因で血圧が低くなったり、おしっこが出なくなったり、呼吸がしんどくなったりすることが少なくありません。また、対処が遅れると、これが原因で大きな後遺症につながることもあります」

引用・参考文献
1）　室谷浩二．"先天性副腎過形成"．新生児内分泌ハンドブック．新版．大阪，メディカ出版，2020，55-65．
2）　河井昌彦．"胎児〜早産児のステロイド産生"．周産期・新生児ステロイドを使いこなそう！．京都，金芳堂，2018，18-21．
3）　長和俊．"早産児の呼吸器疾患に対するステロイド療法"．前掲書1，244-52．
4）　河井昌彦．"出生前ステロイド"．前掲書1，46-8．
5）　河井昌彦．胎児期のHPA axis（早産児のコルチゾール産生能）．周産期医学．52（1），2022，21-3．
6）　Iwanaga, K. et al. Corticotrophin-releasing hormone stimulation tests for the infants with relative adrenal insufficiency. Clin Endocrinol (Oxf). 87 (6), 2017, 660-4.

12 代謝：骨代謝

大阪大学大学院医学系研究科小児科学助教
大幡泰久 おおはた・やすひさ

時系列で押さえる 赤ちゃんの生理

胎児期

経胎盤能動輸送

母親からの経胎盤能動輸送により、カルシウム（Ca）とリン（P）は胎児において高濃度に維持され、胎児の骨の発育をもたらす。副甲状腺ホルモン関連ペプチド（PTHrP）が胎児期の Ca 維持機構に重要な役割を果たしており、その供給源は胎盤である。

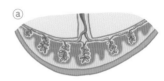

副甲状腺ホルモン関連ペプチド（PTHrP）の供給源である胎盤

出生時の適応

副甲状腺ホルモン分泌刺激

出生により胎児期に依存していた Ca・P の経胎盤輸送がなくなる。それに伴う一過性の Ca 濃度の低下を副甲状腺の Ca 感知受容体が検出し、副甲状腺ホルモン（PTH）の分泌が刺激される。PTH によるビタミン D の活性化は腸管からの Ca・P 吸収を促進させ、骨の発育を維持させる。

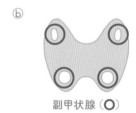

副甲状腺（○）

新生児期

授乳と腸管能動輸送

新生児期以降も骨の発育のために Ca・P が必要である。この需要に応えるため、母親の骨から Ca が動員されて、授乳を通じて新生児に与えられる。この母体の反応には、児の吸啜刺激が関与している。新生児の Ca・P 吸収は、腸管からの能動輸送が担い、その調節には、ビタミン D が重要な役割を果たす。

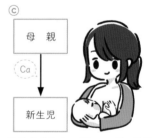

母乳を介した、児への Ca 供給

胎児期の生理

　胎児の血中 Ca・P 濃度は、胎児の骨の発育のために母親より高濃度に維持されている。この胎児の高濃度の Ca と P は母親からの経胎盤能動輸送により維持されており（**図1**）、特に妊娠後期に活発に行われる。

キーワード解説　**経胎盤能動輸送**

Ca・P を母親から胎児に積極的に輸送することで胎児血中 Ca・P 濃度を高値に維持するメカニズムである。Ca 輸送については分子機序が明らかにされているが、P 輸送についてはいまだに不明な点も多い。

妊娠中母体の Ca の 2～3% が胎児に輸送され、その多くは妊娠後期に起こる[1]。腸管からの Ca の吸収率は増加し、骨代謝回転も増加することで Ca の需要増加に応答している[2]。

母親−胎児間の Ca・P 濃度勾配を維持するために胎盤は能動輸送を行う。この能動輸送をつかさどるのは、胎盤の合胞体栄養膜細胞という、胎盤絨毛の表面を覆う細胞である[3]。

妊娠後期には、胎児血中 Ca 濃度は母親に比して 1.2～2.0 mg/dL 高く維持されている。また、P 濃度は 1.5 mg/dL 高く維持されている[4]。

胎児血中 PTH は抑制されている一方で、PTHrP は高値であり、胎盤が供給源であると考えられている。PTHrP が胎児期の高い血中 Ca 濃度の維持と骨の発達に重要な役割を果たしている[5]。

出生時の適応

出生により、胎児期に依存してきた経胎盤能動輸送による Ca・P の供給が断たれる。しかし、出生後も骨の発育のため、引き続き Ca・P は多く必要である。この出生時の変化に適応するため、胎児期には抑制されていた PTH の分泌が刺激される。PTH の刺激により、腎臓ではビタミン D の活性化が起こり、活性型ビタミン D の作用により、腸管からの Ca・P の吸収が増加する（図2）。その結果、血中 Ca・P は高値を維持することが可能となり、骨の正常な発育に寄与する。この PTH の分泌刺激は、副甲状腺にある Ca 感知受容体（CaSR）が血中の Ca の低下を検出することで達成される。

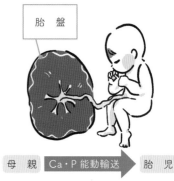

胎盤

母親　Ca・P 能動輸送　胎児

図1 経胎盤能動輸送

母親−胎児間の Ca・P 濃度勾配を維持するために胎盤が能動輸送を行う

キーワード解説 ビタミンD

天然型ビタミンDである25位水酸化ビタミンD[25(OH)D]が、腎臓で活性型ビタミンDである1,25位水酸化ビタミンD[1,25(OH)₂D]に変換される。ビタミンDは腸管におけるCa・Pの吸収を促進する作用がある。

新生児期の生理

新生児期も骨の発育のためにCa・Pが必要であり、血中Ca・P濃度は成人に比較して高値に維持されている。この新生児期のCa・Pの需要に応えるため、母親の骨では骨吸収が活発になり、Caが動員され、母乳を通じて児に与えられる（時系列で押さえる赤ちゃんの生理ⓒ）。この母親の骨吸収促進には、児の吸啜による刺激が引き金となっている。

キーワード解説 骨吸収

骨は、骨芽細胞により骨が作られる骨形成と、破骨細胞により骨が融解する骨吸収が、バランスよく生じることで常に新しい骨に置き換わっており、このことを骨のリモデリングと呼ぶ。破骨細胞による骨吸収では、骨は融解し、蓄積しているCaが血中に動員される。

授乳中の母親からは1日約210mgのCaが喪失する。このCaの供給源は骨であり、授乳により腰椎骨密度は5〜10%低下する。骨からのCaの動員は骨吸収により起こり、授乳中の母親の血中エストロゲン濃度の低下とPTHrPの増加によりもたらされる。授乳中の母親のエストロゲンの低下は、児の吸啜刺激により

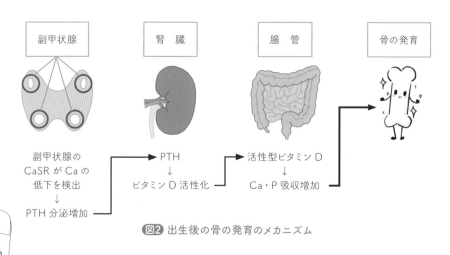

図2 出生後の骨の発育のメカニズム

生じる。授乳中の母親のPTHrPは、乳腺から分泌される[6]。母親の骨密度は授乳終了後6〜12カ月後には、妊娠前の状態に回復、もしくは妊娠前よりも改善する[7]。

　腸管からのCa・Pの吸収は、胎児期には血中濃度維持にあまり寄与しないが、新生児期以降はCa・Pの主要な源となる。出生時は受動的な吸収であるが、出生後は活性型ビタミンD依存性の能動的な吸収となる。そのため、胎児期にはCa・Pの調節に寄与していなかったビタミンDが、新生児期以降は重要な役割を果たす[8]。

どうケアにつなげるか？

胎児期から新生児期にかけて、骨の発育のためにCa・Pが高濃度に維持されることが重要です。胎児期は胎盤からの能動輸送が重要ですが、出生時には胎盤からの供給が断たれます。この出生時の変化に適応するため、新生児のPTHが増加し、ビタミンDの活性化を促します。活性化されたビタミンDは、腸管からのCa・P能動輸送を進め、新生児期以降は腸管からの吸収が主要な供給源となるように変化します。新生児期から乳児期のCa・Pを母乳で供給するため、母親の骨からCaが骨吸収で動員されますが、この働きは、児の吸啜と、母親の乳腺から分泌されるPTHrPが重要な役割を果たします。

生理の知識をどのようにケアに生かしたらよいか

出生後は、ビタミンDが新生児期のCa・P代謝に重要です。ビタミンD代謝においては、天然型ビタミンDを児の腎臓が活性化します。この天然型ビタミンDは、母親から経胎盤移行することにより胎児に輸送されます。つまり母親がビタミンD欠乏である場合は、胎児のビタミンDも欠乏し、出生後の適応がうまくいかない可能性があります。またさまざまな理由で経腸栄養が進められない児も、主要なCa・Pの供給源である腸管での吸収ができないことになるため、Ca・Pの不足に陥るリスクが増大します。このようなリスクの児では、骨の石灰化が障害され、くる病様所見を呈することがあるので、胎児・新生児の骨代謝の生理を理解した上で、児をケアしていくことが重要です。

適応障害または早産である場合

　胎児期のCa・P経胎盤能動輸送の多くは妊娠後期に起こる。早産児では、このCa・P輸送に重要な時期に十分なCa・Pを受ける前に出生してしまうことにより、骨の石灰化が不十分となり、未熟児くる病のリスクが増大する。そのようなリスクを念頭に置きながら、児のケアを行う必要がある。

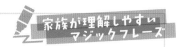

カルシウム・リン・ビタミン D の
重要性を伝える

　赤ちゃんの骨が発育するためには、カルシウムとリンが重要です。そのため、赤ちゃんのカルシウムとリンは、お母さんと比べて高い濃度に維持されています。赤ちゃんがお母さんのお腹の中にいる間は、胎盤が重要な役割を果たしていて、お母さんから積極的にカルシウムとリンが赤ちゃんに送られます。この働きは特に妊娠後期に起こります。

　生まれてからは、赤ちゃんは胎盤から切り離されるので、カルシウムとリンは赤ちゃんの腸管からの吸収が重要になります。この腸管からの吸収をコントロールするのがビタミン D です。早く生まれてきた赤ちゃんは、妊娠後期に胎盤経由で受けるカルシウムとリンが不足しやすく、そのため骨が弱くなるリスクがあります。治療として、不足するカルシウム、リン、その吸収を助けるビタミン D のお薬があります。検査でこれらの治療が必要かどうか判断し、適切に治療を行えば、正常な骨に育つので、安心してください。

引用・参考文献

1）Pitkin, RM. Calcium metabolism in pregnancy and the perinatal period : a review. Am J Obstet Gynecol. 151 （1）, 1985, 99-109.
2）Krebs, NF. et al. Bone mineral density changes during lactation: maternal, dietary, and biochemical correlates. Am J Clin Nutr. 65 （6）, 1997, 1738-46.
3）Suzuki, Y. et al. Calcium channel TRPV6 is involved in murine maternal-fetal calcium transport. J Bone Miner Res. 23 （8）, 2008, 1249-56.
4）Pitkin, RM. Fetal calcitropic hormones and neonatal calcium homeostasis. Pediatrics. 66 （1）, 1980, 77-82.
5）Karaplis, AC. et al. Lethal skeletal dysplasia from targeted disruption of the parathyroid hormone-related peptide gene. Genes Dev. 8 （3）, 1994, 277-89.
6）Ryan, BA. et al. The puzzle of lactational bone physiology : osteocytes masquerade as osteoclasts and osteoblasts. J Clin Invest. 129 （8）, 2019, 3041-4.
7）Kovacs, CS. et al. Maternal mineral and bone metabolism during pregnancy, lactation, and post-weaning recovery. Physiol Rev. 96 （2）, 2016, 449-547.
8）Kovacs, CS. Bone metabolism in the fetus and neonate. Pediatr Nephrol. 29 （5）, 2014, 793-803.

13　代謝：栄養代謝（糖）

淀川キリスト教病院小児科副部長

美馬　文　みま・あや

時系列で押さえる　赤ちゃんの生理

胎児期

胎盤を介して糖が供給される

胎児は、胎内では胎盤を通して母体から糖の供給を受けている。母体から供給された糖は、グリコーゲンとして胎児の肝臓や筋肉に貯蔵される。

ⓐ

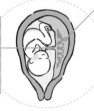

糖は胎盤を通して母体から供給される

臍帯血の血糖値は、母体の血糖値の60〜80%である

母体からの糖供給

出生時の適応

母体からの糖供給が途絶える

出生直後の新生児は、母体からの糖の供給が突然途絶えるために、血糖値が低下する。

ⓑ

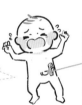

呼吸・循環の適応、寒冷刺激、ストレスなどによって多くのエネルギーを消費する状態

母体からの糖の供給が突然途絶える

出生に伴う母体からの糖供給停止

新生児期

低血糖調節機構が働く

血糖値は、出生後約1時間には最低値となるが、低血糖のリスクのない全身状態が良好な正期産児であれば、低血糖調節機構が働き、生後3時間までには血糖値が上昇し、安定するようになる。

ⓒ

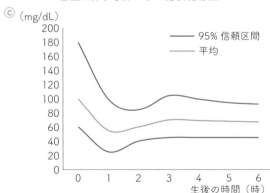

健常正期産児での出生時血糖値の推移

（文献1より転載して一部改変、著者訳）

胎児期の生理

胎内では胎盤を介して母体から糖の供給を受けており（ 時系列で押さえる 赤ちゃんの生理ⓐ ）、母体から供給された糖は、グリコーゲンとして胎児の肝臓や筋肉に貯蔵されている。

キーワード解説 グリコーゲン

多数のブドウ糖が複雑につながった多糖類。主に肝臓や筋肉に貯蔵され、必要時にはブドウ糖（グルコース）に分解されてエネルギー源になる。

出生時の適応

出生直後の新生児は、母体からの糖の供給が突然途絶えるために（ 時系列で押さえる赤ちゃんの生理ⓑ ）血糖値が一時的に低下する。

新生児期の生理（図）

出生直後、母体からの供給が突然途絶えるために一過性の低血糖が起こるが、それに伴いインスリンが減少しグルカゴンが上昇することでグリコーゲンの分解が始まり、血糖値は上昇する。貯蔵されたグリコーゲンは生後12時間以内に枯

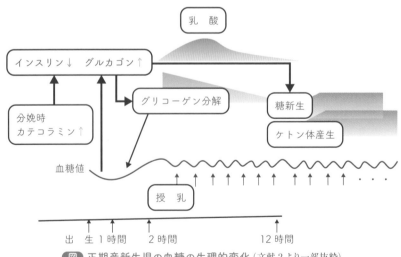

図 正期産新生児の血糖の生理的変化（文献2より一部抜粋）

渇するため、その後は糖新生が主な糖の供給源となる。糖新生にはインスリンの減少、グルカゴンの上昇、インスリン拮抗ホルモンであるコルチゾールの上昇が関わっている。

　新生児の主なエネルギー源は糖であるが、蛋白質分解で産生される乳酸や脂肪分解で産生されるケトン体も糖の代替エネルギーとして利用される。

キーワード解説 糖新生

主に肝臓において脂質やアミノ酸など糖質以外の物質から糖（グルコース）を合成する代謝経路。

キーワード解説 インスリンの減少

インスリンの減少は、血糖調節機構（グリコーゲンの分解、糖新生）、代替エネルギーの産生のいずれにも関与しており、出生後のエネルギーを維持するために最も重要なホルモンである。

どうケアにつなげるか？

胎児期には胎盤を通して母体から糖の供給を受けていますが、出生時にはその供給が途絶えて一時的に低血糖になります。でも、赤ちゃんには血糖の調節機構が備わっていて、数時間で血糖値が上がり安定します。
まずは、胎児期に蓄えられたグリコーゲンを分解して血糖値を上げて、グリコーゲンが枯渇するころには糖新生といって肝臓で糖を作るようになります。
この血糖の調節機構には、血糖を下げるホルモンであるインスリンの分泌が減少したり、血糖を上げるホルモンであるグルカゴンやコルチゾールの分泌が増加したり、いろいろなホルモンが関わっています。

生理の知識をどのようにケアに生かしたらよいか

生理は分かったけど、どうケアにつなげたらいいんですか？

健康な正期産児で体重も適正な赤ちゃんであれば、特に血糖値を測定する必要はありません。体温が下がったり、泣き過ぎてエネルギーを消費し過ぎたりしないようにケアしましょう。哺乳したいときにすぐに哺乳できるようにお母さんと一緒に過ごせると良いですね。

もし低血糖になった場合、どんな症状が出るんですか？

低血糖の症状は、無呼吸、多呼吸、不規則な呼吸、傾眠、易刺激性、痙攣など、特異的ではなくさまざまな症状が起こり得ます。気になる症状を認めた場合には、低血糖が鑑別に挙がることを念頭に置いて血糖値を測定してみることが大切です。

血糖値がいくらであれば低血糖と判断しますか？

新生児は、経時的に血糖値が変化することなどから低血糖として定められた値はありませんが、頻回授乳を行っても血糖値が安定せず 50mg/dL 未満が持続する場合は、対応可能な施設に搬送することを考慮しましょう。

低血糖のハイリスク児の場合

　①グリコーゲンの貯留が少ない早産児・低出生体重児、②インスリン分泌が過剰になっている LGA（large for gestational age）児、SGA（small for gestational age）児、糖代謝異常の母親から生まれた児、③エネルギーの消費が多くなるような呼吸障害、感染症、新生児仮死を来している児などは、低血糖の調節機構が適切に機能せず、低血糖を来すリスクがある。

　低血糖のハイリスク児は出生後に血糖値のモニタリングが必要であり、生後2時間以内に血糖測定を開始し、授乳前の血糖値が安定するまで継続する必要がある。

　低血糖を認めた場合には、速やかに授乳して血糖上昇を図り、血糖値の再検を行う。重度の低血糖や低血糖症状を認めた場合には末梢静脈ラインを確保し10%ブドウ糖 1〜2mL/kg をゆっくり静注し、ブドウ糖の輸液を開始する。

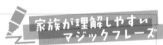

気になることがあれば受診してもらう

　　低血糖のハイリスク児は血糖値が安定していることを確認した上で退院するが、退院後の低血糖を不安に思う家族も多い。
　　血糖値が安定していることを確認し、低血糖を来す基礎疾患がないと判断される児については、出生後の血糖値が不安定な時期は終了したことを伝える。ただし、低血糖の症状は非特異的でさまざまであるため、何か気になることがあれば受診することを勧める。

引用・参考文献
1)　Srinivasan, G. et al. Plasma glucose values in normal neonates：A new look. J Pediatr. 109 (1), 1986, 114-7.
2)　水野克己ほか. "新生児の低血糖". 母乳育児支援講座. 東京, 南山堂, 2017, 89.

14 代謝：栄養代謝（蛋白質）

昭和大学医学部小児科学講座兼任講師
相澤まどか　あいざわ・まどか

時系列で押さえる　赤ちゃんの生理

胎児期

アミノ酸の能動輸送

胎児は、胎盤を通して発育に必要な栄養を摂取しており、胎児への蛋白質の供給は主にアミノ酸の形で行われている。その際、母体の血中アミノ酸は胎盤の能動輸送機構によって母体側から胎児側に送られており、このうち約半分はエネルギー源として利用されている。アミノ酸は分解の際、エネルギーのもとである ATP を産生するとともにアンモニアも生じるが、胎児期にはこのアンモニアを母体に移行させることができるため、エネルギー消費を抑制しながらエネルギーを産生することができる。

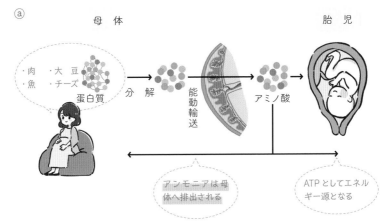

ⓐ

母　体　　　　　　　　　　　　胎　児

・肉　・大豆
・魚　・チーズ
蛋白質　　分　解　　能動輸送　　アミノ酸

アンモニアは母体へ排出される

ATP としてエネルギー源となる

アミノ酸の能動輸送とアンモニア排出

出生時の適応

アミノ酸プールの利用

胎児期から蓄えていた蛋白質は、一部アミノ酸プールとして貯蓄され、出生後成長に必要な体蛋白質に合成され、エネルギーとして利用される。正期産児ではこの急激な変化に耐え得る蛋白質備蓄があるが、早産児ではより未熟な児ほど蛋白質合成能が十分ではなく、さらに異化が亢進し、体蛋白質の喪失量が多くなる。よって適切な栄養管理が行われないと栄養学的緊急事態に陥り、その後の成長・発達に大きな影響を与えることになる。

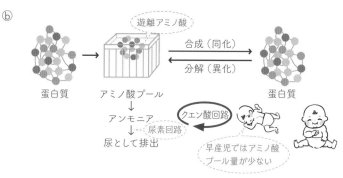

遊離アミノ酸

蛋白質 → アミノ酸プール ⇄ 合成（同化）／分解（異化） → 蛋白質

↓ アンモニア
　尿素回路
尿として排出

クエン酸回路

早産児ではアミノ酸プール量が少ない

アミノ酸の貯蓄と利用

蛋白質の分解・吸収

経口摂取された蛋白質は、胃内で塩酸とペプシンにより、さらに膵蛋白質分解酵素によりアミノ酸に分解されて小腸粘膜から吸収される。しかし、新生児は食物に対する胃酸分泌反応が悪く、胃における蛋白質分解能は成人に比べて低く、早産児ではさらに低い。出生後は、授乳に伴って徐々に蛋白質分解能は増加する。母乳は必須アミノ酸を多く含み、脳の発達に重要なタウリンなどの準必須アミノ酸も多く含まれているため、新生児のアミノ酸代謝にとって有利である。

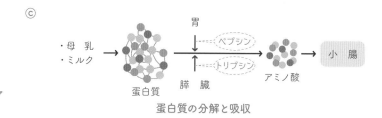

ⓒ

・母　乳
・ミルク
→ 蛋白質 →（胃　ペプシン／膵臓　トリプシン）→ アミノ酸 → 小　腸

蛋白質の分解と吸収

胎児期の栄養代謝

　三大栄養素のうちの一つである蛋白質は、筋肉や骨など体構成成分として重要であるのに加え、胎児・新生児にとってエネルギー源としても重要な栄養素である。母体の子宮内で胎児は胎盤を通して発育に必要な栄養を摂取しており、胎児への蛋白質の供給は主にアミノ酸の形で行われている。その際、母体の血中アミノ酸は胎盤の能動輸送機構によって母体側から胎児側に送られており（時系列で押さえる赤ちゃんの生理ⓐ）、アミノ酸濃度は母体に比べて胎児の血中で高値となっている。胎児が受け取るアミノ酸は3.0〜3.5g/kg/日とされ、この約半分はエネルギー源として利用されている。胎児はこれらのアミノ酸を素材にして成長に必要な蛋白質を合成している。

キーワード解説　母体へのアンモニア排出（時系列で押さえる赤ちゃんの生理ⓐ）

アミノ酸は分解の際、エネルギーのもとであるATPを産生するとともにアンモニアも生じる。胎児期では、母体から送られてきたアミノ酸を異化する際に生じるアンモニアは母体に移行されるため、エネルギー消費を抑制しながらエネルギーを産生することができる。

キーワード解説　アミノ酸の能動輸送

母親は、肉や魚などの食事から蛋白質を摂取し、体内でアミノ酸に分解している。分解されたアミノ酸が胎盤を通して胎児に送られる。この際、胎盤では能動輸送機構によって濃度勾配に逆らって母体側から胎児側に輸送されている。

出生時期の変化

　胎児は、臍帯を通して母体から経静脈的にアミノ酸を受け取っていたが、出生後臍帯が結紮されると、これまで母体から供給されていたアミノ酸が途絶えることになる。胎児期から蓄えていた蛋白質は一部アミノ酸プールとして貯蓄され、出生後、成長に必要な体蛋白質に合成（同化）される一方、クエン酸回路に入りエネルギーとして利用される。正期産児ではこの急激な変化に耐え得る蛋白質備蓄があるが（時系列で押さえる赤ちゃんの生理ⓑ）、早産児ではより未熟な児ほど蛋白質合成能は十分ではなく、さらに分解（異化）が亢進し、体蛋白質の喪失量が多くなる。このため、適切な栄養管理が行われないと栄養学的緊急事態に陥り、その後の成長・発達に大きな影響を与えることになる。

キーワード解説　アミノ酸プール

蛋白質から分解されたアミノ酸は吸収された後、一部遊離アミノ酸として血液や筋肉にあるアミノ酸プールに一定量貯蔵され、再び蛋白質に合成されたり、エネルギーを発生したりする。不要なアミノ酸はアンモニアに変換され、尿素回路を通って尿として排泄される。

キーワード解説　早産児とアミノ酸プール

アミノ酸プールが一定以上になると合成（同化）され、成長に必要な体蛋白質となる。早産・低出生体重児では、アミノ酸プール量が少なく、また蛋白質合成能も十分ではなく、さらに合成しても分解（異化）されてしまうため、脳や重要臓器の成長に障害を来す原因となる。

新生児期の消化吸収・代謝

　出生後の栄養は母乳またはミルクを摂取することによって賄われる。経口摂取された蛋白質は、胃内で塩酸とペプシンにより、さらに膵臓から分泌されたトリプシンやキモトリプシンなどの膵蛋白質分解酵素によりアミノ酸に分解されて小腸粘膜から吸収される（ 時系列で押さえる赤ちゃんの生理◎ ）。しかし、新生児は食物に対する胃酸分泌反応が悪く、胃における蛋白質分解能は新生児期では成人に比べ低く、早産児ではさらに低い。出生後は、授乳に伴って徐々に蛋白質分解能が増加する。

> **キーワード解説 母乳とアミノ酸**
>
> 母乳は必須アミノ酸を多く含み、脳の発達に重要なタウリンなどの準必須アミノ酸も多く含まれているため、新生児のアミノ酸代謝にとって有利である。

> **キーワード解説 蛋白質分解酵素**
>
> 母乳またはミルクの蛋白質は、胃ではペプシン、膵臓ではトリプシン、キモトリプシンなどの蛋白質分解酵素によってアミノ酸に分解され、その後小腸から吸収される。

　一方でアミノ酸の吸収能は良く、早産児でも正期産児と同程度であるとされている。アミノ酸は体内で合成できない必須アミノ酸と、合成できる非必須アミノ酸に分類される。新生児期のアミノ酸代謝の特徴として、一部酵素活性が未熟であるため、非必須アミノ酸のうちアルギニンやタウリンなどは準必須アミノ酸として摂取する必要がある。

どうケアにつなげるか？

> 胎児期では、胎盤を通して母体から蛋白質をもらっていましたが、出生と同時に母体からの栄養が途絶え、児自身で摂取しなければならなくなります。出生直後の新生児にとって、蛋白質は重要なエネルギー源となるので、糖質のみならずアミノ酸も投与が必要となります。特に早産児では、未熟性や呼吸障害などの侵襲によって蛋白質が失われやすい状態にあり、新生児期の低栄養は将来の発育と発達に負の影響を来す可能性があるため、出生直後から積極的なアミノ酸投与が必要になります。

生理の知識をどのようにケアに生かしたらよいか

> 生理は分かったけど、どうケアにつなげたらいいんですか？

正期産児では生後数時間からの母乳またはミルクによる哺乳が可能です。母子ともに状態が安定していれば、早期からの直接授乳が勧められます。母乳には体内で合成できない必須アミノ酸が多く含まれ、新生児のアミノ酸代謝に有利です。特に生後3〜5日以内の初乳には多くの蛋白質が含まれており、エネルギー源としても役立ちます。

早産である場合

早産児で早期からの授乳が困難な場合には、静脈栄養によるアミノ酸投与を行う（**図**）。極低出生体重児ではPIカテーテルを留置し、グルコースとともにアミノ酸製剤であるプレアミン®-Pを用いる。プレアミン®-Pは小児のアミノ酸代謝を考慮した組成となっており、過剰摂取により脳障害や成長障害を来す恐れのあるフェニルアラニンなどを減量し、筋肉で代謝される分岐鎖アミノ酸（バリン、ロイシン、イソロイシン）を多く含むものとなっている。

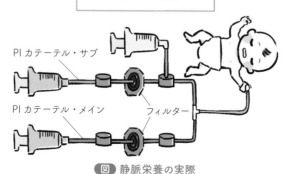

日齢2〜3での例

PIカテーテル・サブ（緑）

プレアミン®-P	50mL
20%ブドウ糖	35mL
50%ブドウ糖	5mL
リン酸ナトリウム	4mL
ヘパリンナトリウム注	0.1mL

PIカテーテル・メイン（紫）

プレアミン®-P	50mL
20%ブドウ糖	30mL
50%ブドウ糖	10mL
カルチコール注射液	10mL
ヘパリンナトリウム注	0.1mL

イントラリポス®輸液20%

PIカテーテル・サブ

PIカテーテル・メイン

フィルター

図 静脈栄養の実際

早期の直接授乳が難しい場合は点滴から

　お母さんのお腹の中では、胎盤を通して赤ちゃんにお母さんからの"贈り物"である栄養が送られていましたが、生まれた後は赤ちゃん自身で栄養を摂ることになります。糖質同様、蛋白質も赤ちゃんにとって重要なエネルギー源であり、出生後早期からの摂取が必要となります。母子ともに健康であれば、早期の直接授乳によって蛋白質を摂ることができます。早産で出生した赤ちゃんで早期授乳が難しい場合には、点滴から栄養を補う方法がとられます。具体的には輸液にグルコース（糖質）とともに蛋白質のもとであるアミノ酸を入れて、静脈から持続的に投与します。アミノ酸は、体を作る蛋白質の原料として、また赤ちゃんの発達にも関わる大事な成分ですので、母乳やミルク、点滴からでも出生後早期から投与することはメリットが大きいと考えられています。

Memo

15 代謝：栄養代謝（脂質）

昭和大学医学部小児科学講座兼任講師
相澤まどか　あいざわ・まどか

時系列で押さえる　赤ちゃんの生理

母体の脂肪を取り込んで蓄える

肉や魚などから摂取された脂質は、妊娠初期から中期にかけて脂肪として母体に蓄積され、妊娠後期に胎盤から胎児に輸送される。脂質のうち中性脂肪（Triglyceride；TG）はエネルギー源として脂肪細胞に蓄えられる重要な物質である。胎児の脂肪蓄積は母体の体脂肪に由来するが、TG は胎盤を直接通過しないので、リポ蛋白リパーゼ（LPL）によって分解され胎児に取り込まれる。

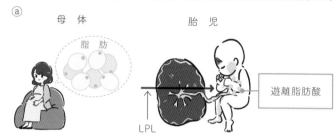

脂肪を分解してエネルギーに変える

出生後の主なエネルギーは糖新生に依存するが、新生児期は糖の利用だけでは足りず、この足りないエネルギーを補充するために皮下に蓄えていた脂肪をエネルギーとして利用する。肝臓のミトコンドリアで脂肪酸の代謝が亢進するとケトン体が合成され、全身の臓器に運ばれ各組織でエネルギーとして利用される。脂肪酸は血液脳関門を通過できないが、ケトン体は通過できるので、糖欠乏状態の脳の代替エネルギーとして重要となる。

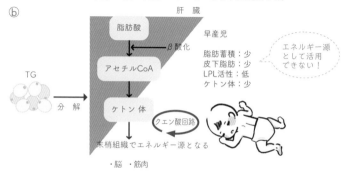

脂肪の分解

母乳とミルクをさまざまな酵素によって 消化・吸収する

新生児は全ての栄養を母乳またはミルクから摂取することになり、母乳に含まれる脂質は総カロリーの約半分を占め、重要なエネルギー源となる。しかし、新生児の脂肪分解能は低く、膵臓以外にも舌や胃から消化酵素であるリパーゼが分泌され、さらに母乳中の特殊な酵素（BSSL）により、脂肪の分解が助けられている。母乳には長鎖不飽和脂肪酸が多く含まれており、中でも特に必須脂肪酸である n-6 系や n-3 系脂肪酸が多く、これらは中枢神経系の発達に重要な役割を果たす。

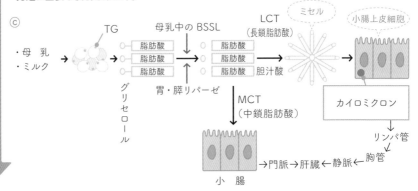

胎児期の栄養代謝

　脂質は、三大栄養素である糖や蛋白質とともに、ヒトにとって重要なエネルギー源であり、細胞膜の構成成分やホルモンなどの生理活性物質として重要な役割を担っている。妊娠初期から中期にかけて、母体は脂肪を蓄積する傾向にある。しかし、中期以降は蓄えられた脂肪が分解、妊娠後期になると胎盤から胎児に輸送され、胎児の急速な発育と脂肪の蓄積が起こる（時系列で押さえる赤ちゃんの生理@）。脂質のうち、中性脂肪（Tryglyceride；TG）はエネルギー源として脂肪細胞に蓄えられる重要な物質である。胎児の脂肪蓄積は母体の体脂肪に由来するが、TGは直接胎盤を通過しないので、胎盤でリポ蛋白リパーゼ（LPL）によって分解されて胎児に取り込まれる。

> **キーワード解説 母体の脂肪蓄積と、胎児への輸送**
>
> 妊娠初期、母体は脂肪を蓄積する傾向にある。妊娠後期になるとこの脂肪は分解されて胎児に輸送される。輸送された脂肪は胎児のエネルギー源となり、急速な発育につながる。

> **キーワード解説 TG と LPL**
>
> 中性脂肪（TG）は直接胎盤を通過しないため、リポ蛋白リパーゼ（LPL）により分解され、遊離脂肪酸として胎児に輸送される。遊離脂肪酸は末梢組織で重要なエネルギー源として利用される。

出生時期の変化

　胎児は、母体から臍帯を通して経静脈的に糖や蛋白質、脂肪などの栄養を受け取っていたが、出生後、臍帯が結紮されると、これまで母体から供給されていた栄養が途絶えることになる。出生後の主なエネルギーは糖新生に依存するが、新生児期は糖の利用だけでは足りず、この足りないエネルギーを補充するため、脂肪がエネルギーとして利用される。肝臓のミトコンドリアで脂肪酸の代謝が亢進するとケトン体が合成され、各組織でエネルギーとして利用される（時系列で押さえる赤ちゃんの生理ⓑ）。脂肪酸は血液脳関門を通過できないが、ケトン体は通過できるため、糖欠乏状態の脳の代替エネルギーとして重要となる。

> **キーワード解説　ケトン体**
>
> 胎児は母体から受け取った脂質を皮下脂肪に蓄えており、出生後、糖欠乏時には脂肪をエネルギーとして使用することができる。糖不足時には、脂肪酸のβ酸化が亢進し、ケトン体を産生する。このケトン体が末梢組織内でアセチルCoAに戻ってクエン酸回路に入り、エネルギー源となる。

　早産児では母体からの体脂肪蓄積量が少ないため、脂質の貯蔵量が少ない。さらに早産児では、TG（トリグリセリド）を分解するLPL（リポ蛋白リパーゼ）活性が低いため、TGをエネルギーとして利用する能力が劣り、ケトン体産生能も劣り、脂質をエネルギー源として活用するのは困難になる。

新生児期の代謝・消化吸収

　出生後は、母乳またはミルクによる経腸的な栄養摂取が可能となる。母乳に含まれる脂質は総カロリーの約50％を占め、新生児期の重要なエネルギー源となる。しかし、新生児は膵臓からのリパーゼの働きが活発ではないため、脂肪の分解機能が弱いとされている。そのため、舌や胃壁からもリパーゼが分泌され、脂肪の分解を助けている。さらに母乳中には母乳胆汁酸活性リパーゼ（BSSL）という特殊な酵素が含まれているため、ミルクと比べて脂肪の分解・吸収効率が高くなっている。母乳中の脂肪量は初乳で低く、その後分娩後2カ月まで増加する。また、1回の授乳でも母乳の脂肪含有量は変動し、前乳より後乳の方が多いことが分かっている。母乳の脂肪酸組織の特徴として長鎖不飽和脂肪酸が多く、特に必須脂肪酸であるn-6系脂肪酸やn-3系脂肪酸が多く含まれており、これらは中枢神経系の発達、生理活性物質の前駆物質として重要な役割を果たす。

キーワード解説 脂肪の分解 （時系列で押さえる赤ちゃんの生理ⓑ）

乳汁中の脂肪の大部分は中性脂肪（TG）として摂取される。大部分が長鎖脂肪酸（LCT）であり、胃内で舌リパーゼ、胃リパーゼにより乳化されて分解が始まり、十二指腸に入って膵リパーゼや母乳に含まれる BSSL の作用によりモノグリセリドと脂肪酸に分解される。

キーワード解説 ミセルとカイロミクロン （時系列で押さえる赤ちゃんの生理ⓒ）

分解されたモノグリセリドと脂肪酸に胆汁酸が加わりミセルが形成されて、小腸上皮細胞に到達する。そこで再びトリグリセリドに再合成され、カイロミクロンとなりリンパ管から胸管を経て血中に入る。

どうケアにつなげるか？

母体が摂取した脂質は、特に妊娠後期に胎児に輸送されて脂肪細胞に蓄えられ、胎児の急激な成長の糧となります。出生後、胎盤・母体から切り離されると、エネルギーとして糖を利用しますが、糖だけでは必要なエネルギーを賄うことができないため脂質もエネルギーとして利用されます。エネルギー欠乏時、肝臓で脂肪酸がβ酸化されるとアセチル CoA からケトン体が合成され、血流に乗って末梢組織に運ばれエネルギー源となります。脂肪の消化吸収に関しては成人に比べ未熟で、膵臓からの酵素だけではなく、舌や胃由来の酵素、さらには母乳中に含まれる特殊な酵素の助けにより行われています。

生理の知識をどのようにケアに生かしたらよいか

生理は分かったけど、どうケアにつなげたらいいんですか？

正期産児では生後数時間からの母乳またはミルクによる哺乳が可能です。母子ともに状態が安定していれば、早期からの直接授乳が勧められます。脂質はエネルギー源であるとともに、細胞膜の構成成分やホルモンなどの生理活性物質として重要です。母乳中には多くの脂質が含まれており、その特徴として多価不飽和脂肪酸が多いことが挙げられます。特に、生体内で合成することができない必須脂肪酸である多価不飽和脂肪酸のうち、n-3 系脂肪酸である DHA（ドコサヘキサエン酸）や EPA（エイコサペンタエン酸）は、胎児、新生児の脳の発達に重要です（図）。

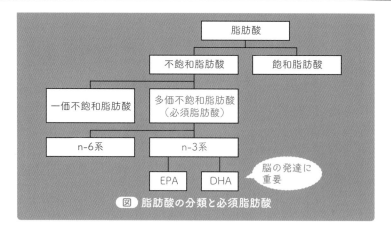

図 脂肪酸の分類と必須脂肪酸

早産である場合

　早産児で早期からの授乳が困難な場合には、静脈栄養による脂肪投与を行う。PI カテーテルもしくは末梢ルートを留置し、イントラリポス®20%製剤を用いる。経腸栄養が可能ならば、母乳またはミルクの投与を行う。初乳には免疫物質などが含まれ、移行乳になると脂肪分が増加する。1回の授乳でも脂肪量は変動し、前乳より後乳の方が多いとされているため、母乳分泌が十分であるなら後乳を優先的に与える方法もある。また、中鎖脂肪酸（MCT）は、胆汁酸や膵リパーゼがなくても直接吸収されるため、早産児のエネルギー補充として有用である。

> **キーワード解説** 中鎖脂肪酸（MCT）
>
> 中鎖脂肪酸（MCT）は、ミセルを形成することなく小腸粘膜から直接吸収され、門脈から肝臓へ運ばれるため、早産児のエネルギー源として有用である。

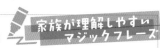

脂肪が不足している場合は過不足なく補う

　脂質はエネルギー源であるとともに細胞膜やホルモンなどを構成する要素にもなり、大事な栄養素の一つです。妊娠中は胎盤を通して胎児に栄養が送られますが、出産後は母乳を通して赤ちゃんに栄養を届けることになるため、妊娠中はもちろん、出産後のお母さんの栄養状態によって胎児、新生児の栄養状態も左右されます。正期産児であれば、早期の直接授乳によって脂質を摂ることができます。早産で出生した赤ちゃんで早期授乳が難しい場合には、点滴から栄養を補う方法を取ります。具体的には脂肪製剤を静脈から持続的に投与します。糖分や蛋白質以外にも、脂質は赤ちゃんの発育・発達に関わる大事な成分ですので、母乳やミルク、点滴からでも出生後過不足なく投与することが重要であるとされています。

香川大学医学部総合周産期母子医療センター講師
小谷野耕佑 こやの・こうすけ

赤ちゃんの生理

　胎児期であっても私たちの体の細胞は、作られてから時間が経つと老化し、壊される。その際に出る老廃物は、一部再利用しながら体外へ排出される。赤血球内で酸素運搬を担うヘモグロビンは、赤血球が壊されると分解され、一部がビリルビンという物質となり排出される。ビリルビンは黄色い物質であり、これが排出できずに体内にたまると、黄疸が症状として現れる。

　ビリルビンの体外への排出機構を胎児期から見ていこう。

胎児期

ビリルビンの受け渡し

胎児のビリルビンは、そのまま胎盤を通して母親へ受け渡される。受け渡されたビリルビンは母親の肝臓で「抱合」という処理を受けて水に溶けやすくなることで、主に胆汁を通して母親の体外へ排出される。もし胎児の肝臓でビリルビンを「抱合」してしまうと、胎盤を通して母親へビリルビンを受け渡せなくなってしまうため、胎児の肝臓では「抱合」は行われないようになっている。

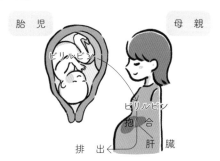

出生時の適応

ビリルビンが赤ちゃんの体内にたまる

今まで母親に受け渡していたビリルビンが赤ちゃんの体内にたまるようになり、赤ちゃんの皮膚色が黄色くなる黄疸がみられるようになる。生まれたばかりの赤ちゃんの肝臓では、まだほとんどビリルビンの「抱合」を行うことができない。

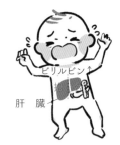

新生児期

ビリルビンの抱合

赤ちゃんの肝臓は、徐々にビリルビンの「抱合」を行うことができるようになっていく。それによって赤ちゃんが自分でビリルビンを排出できるようになっていく。体内で作られるビリルビンの量を上回って排出ができるようになると、赤ちゃんの黄疸は軽減していく。

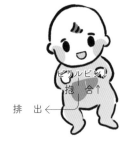

胎児期の生理

　ビリルビンは、赤血球中の蛋白質であるヘモグロビンの中で、特に酸素運搬機能の中枢を担う部分であるヘムという構造が分解されることでその多くが作られる。ヘムが分解されると、まずビリベルジンという水に溶けやすく、比較的無害な緑色の物質が作られる。しかし、ビリベルジンは胎盤を通して胎児が母親へ受け渡すことができない。このため、私たちヒトを含む胎盤動物は、ビリベルジンを、胎盤を通過しやすいが水に溶けにくく、量が過剰となると毒性のある黄色のビリルビンにあえて変換している。これにより、胎児は母親へ胎盤を通してビリルビンを受け渡すことができ、胎児の体内にヘモグロビンの老廃物がたまらないようになっている。

　母親へ受け渡されたビリルビンは、母親の肝臓において主にグルクロン酸という構造をくっつけることで行われる「抱合」という処理を受け、水に溶けやすくすることで胆汁を通して体外へ排出される。胎児の肝臓でこの処理が行われてしまうと、胎盤を通して母親へ受け渡すことができなくなるため、胎児の肝臓は抱合を行わないようになっている。

キーワード解説 ビリルビン

ビリルビンは平面的な化学式だけだと、一見水に溶けやすいように見える。しかし、実際には極めて水に溶けにくい物質であり、その原因はビリルビンの立体構造にある。ビリルビンは通常、枝のように出ている構造（基と呼ばれる）の中で、水に溶けやすい枝同士がお互いに引っ張り合い、それらが内側に畳み込まれたような立体構造をしている。その結果、水に溶けにくい枝のみが外側を向くことになり、全体として水に溶けなくなってしまっている。

しかし、ビリルビンに青や緑の光が当たると引っ張り合いの一部が解けて、水に溶けやすい枝の一部が表に出てきて水に溶けるようになる。新生児高ビリルビン血症で行われる光療法は、ビリルビンのこの性質を利用している。すなわち、体表を流れる血液中のビリルビンに光を当てることでビリルビンの立体構造を変化させ、それにより水に溶けやすくなったビリルビンを胆汁中、尿中に溶けこませて体外へ排出するのである。

出生時の適応

　生まれると同時に、赤ちゃんは体内のビリルビンを母親へ受け渡すことができなくなる。そこで赤ちゃんの肝臓が抱合を行って赤ちゃん自身でビリルビンを体外に排出できるようにしなければいけない。しかし、出生直後の赤ちゃんの肝臓には、抱合する能力はわずかしかない。

　一方で、赤ちゃんの血液中では、胎内用の赤血球から胎外用の赤血球への作り

替えが行われることから、赤血球の破壊、ヘモグロビンの分解が急速に行われ、ビリルビンが大量に作り出されてしまう。ビリルビンの産生が多く、排泄が少ないために、生まれた後の赤ちゃんの体内にはビリルビンが蓄積していくことになる。これにより多くの赤ちゃんでは出生後2〜3日で黄疸が生理的にみられるようになる。

新生児期の生理

　赤ちゃんの体内で作られるビリルビンの量を上回って排出できるようにならなければ、ビリルビンはどんどん体内に蓄積していく。ビリルビンを体外へ排出するためには、十分な抱合を肝臓ができるようになる必要がある。それに加えて、赤ちゃんがしっかりとうんちを排泄できるようになることも重要である。なぜなら、肝臓で抱合されたビリルビンは胆汁に溶けて腸へ分泌されるが、便とともに、腸の中で長くとどまっていると抱合が外れてしまい、腸で再吸収されて体内へ戻ってしまうからである。これをビリルビンの腸肝循環と呼ぶ。

　日本で生まれる赤ちゃんの血中ビリルビン濃度は、おそらく遺伝的な要因により、世界の中でも高く、また高い期間が長く続く傾向がある。そのピークは、日齢3〜5ごろで、平均12mg/dL程度となる（ヨーロッパ系の赤ちゃんでは、日齢2〜3ごろに平均8mg/dLでピークとなす。日本の赤ちゃんは黄疸についてより長い期間、慎重に見守る必要がある。このことが、日本で出産後の母子を諸外国と比べて長い期間出産場所において観察する理由の一つとなっている）。

　赤ちゃんが排出するビリルビンの量が、赤ちゃんの体内で作られるビリルビンの量を超えると、見た目にも黄疸が軽減していく。こうして、日齢2〜3ごろからみられる黄疸は、生後2週間ごろまでに多くの場合、目立たなくなっていく。

どうケアにつなげるか？

赤ちゃんのほとんどが生まれた後数日で黄疸になると聞きましたが、どうしてそうなるのでしょうか？

赤ちゃんの体の中でできる老廃物で、黄疸の原因となるビリルビンは、お母さんの体の中にいる間は、胎盤を通してお母さんが処理をしてくれ、赤ちゃんの体の中にたまらないようになっています。

しかし、赤ちゃんが生まれてくるとお母さんに処理してもらうことができなくなるために、ビリルビンが赤ちゃんの体の中にたまっていきます。ビリルビンは黄色い物質なので、これがたまると赤ちゃんの肌が黄色く見えるようになるのです。

その後、赤ちゃんは自分自身の力でビリルビンを処理して体の外へ出せるようになっていきます。そのため、生後2～3日目からみられる黄疸は、多くの場合、生後2週間ごろに目立たなくなっていきます。

生理の知識をどのようにケアに生かしたらよいか

赤ちゃんの黄疸について、どんなことに気を付ければよいのでしょうか？

赤ちゃんは、個人個人の体質、状態により黄疸が最も強くなる時期や、その際のビリルビン血中濃度はさまざまです。いつ、どこまでビリルビン血中濃度が高くなるかをあらかじめ正確に予測することはできません。

ビリルビンは血中濃度が高くなり過ぎなければ、毒性は問題とならず、むしろ赤ちゃんの体を活性酸素などから守っている可能性もある、おそらく赤ちゃんにとって意味のある物質です。

しかし、多くなり過ぎてしまうと、体のあちこちへ漏れ出すようになり、その結果、赤ちゃんの脳にビリルビンが入り込んでしまうと、ビリルビン脳症（核黄疸）という病気になり、将来、聴覚障害や脳性麻痺となってしまいます。

特に生まれてすぐに、母子血液型不適合などの原因によりビリルビン血中濃度が急激に上がる場合には、短時間で脳にビリルビンが漏れ始めてしまう可能性があるため、ビリルビンの血中濃度が上がらないようにするための治療を速やかに始める必要があります。生後24時間以内に赤ちゃんに黄疸がみられた場合には緊急事態と考えて、ただちに医師へ相談してください。

生まれて2～3日目からみられる黄疸は、生理的黄疸といって正常の範囲内であることが多いです。しかし、許容範囲を超えて血中ビリルビン濃度が高くなっている可能性もあります。赤ちゃんの黄疸が軽減するまでは、経皮ビリルビン計を用いて管理基準値と比較するなどして、生後24時間を過ぎても、こまめに赤ちゃんの黄疸の程度を評価することがとても大切です。

今、日本で生まれている赤ちゃんたちは、周産期医療に関わる多くの医療者の丁寧かつ緻密な管理により、ビリルビン脳症から守られています。しかし、この管理が何らかの理由で十分にできなくなると、たちまち赤ちゃんたちはビリルビン脳症となる危険にさらされてしまいます。お母さんのお産の環境がどのようであっても、私たちは赤ちゃんをビリルビン脳症から守る努力を続けていかなければいけません。

適応障害または早産である場合

・日本では近年、早産児、特に在胎 30 週未満で出生する児において、ビリルビン脳症が年間 5～15 例程度発生していることが明らかとなっている。

・この「早産児ビリルビン脳症」については、実態、病態生理も含め、まだ未解明な点が多い。

・早産児ビリルビン脳症の発症を防ぐために、「神戸大学（森岡）の基準」のように新しい管理基準の作成が試みられている。

おわりに

　ビリルビン脳症（核黄疸）の発症は、これまでの周産期医療従事者の努力により劇的に発症が抑制できるようになっているが、決して根絶された病気ではない。

　赤ちゃんの黄疸について、管理方法の改良とあらたな検査、治療方法の開発は現在も続けられており、生まれてくる赤ちゃんに関わる私たちは、赤ちゃんを守るために常に新しい情報を得る努力をする必要がある。

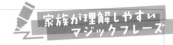

黄　疸

　　多くの赤ちゃんは生まれた後しばらくすると黄色ちゃんになり、また赤ちゃんに戻っていきます。赤ちゃんの肌の黄色さは、体の中にビリルビンという黄色い物質がたまってくることで見られるようになります。ビリルビンは、多くの場合 1～2 週間もすると自然に少なくなっていくので、赤ちゃんのお肌の色は、そのうち元に戻っていきます。

　　しかし、体の中のビリルビンの量が多くなり過ぎると、お肌だけでなく体の中にまでビリルビンはしみ込むようになります。特に頭の中、脳にビリルビンがしみ込んでしまった場合には、肌と違ってその影響が後に残ってしまい、将来耳が聞こえにくい、言葉がしゃべりにくい、体が動かしにくいなど、脳の働きに問題が生じてしまうことがあります。そのようなことに絶対にならないために、赤ちゃんにビリルビンがどの程度たまっているかをこまめに観察、検査させていただいています。

17 血液・凝固線溶

愛育会福田病院新生児科部長

髙橋大二郎　たかはし・だいじろう

時系列で押さえる　赤ちゃんの生理

胎児期

胎盤機能、多血と血液凝固のバランス

胎児は、胎盤を介して母体から効率よく酸素を受け取ることができるシステムが構築されている。
胎児ヘモグロビン（HbF）は成人ヘモグロビン（HbA）と比較して酸素への親和性が高く、
母親のヘモグロビンから胎児のヘモグロビンへの酸素の受け渡しが可能である。
胎児血液中の動脈血酸素分圧が低いためエリスロポエチンの産生が亢進し、その結果として
生理的に多血となりやすい。
その中でも血液は「流動性」と「凝固性」を保ちながら循環する必要があるが、調整域が
成人と比較して狭いのが特徴である。

ⓐ

酸素

臍動脈
（胎児から）

臍静脈
（胎児へ）

胎盤

HbA から
酸素が遊離

胎盤内を
酸素が通過し、
HbF と結合

子宮ラセン動脈

子宮ラセン静脈

胎児と血液循環

出生時の適応

胎盤循環からの離脱と新生児循環への適応、末梢循環不全

分娩様式（経腟分娩なのか、帝王切開なのか？）、子宮収縮の
程度や臍帯結紮のタイミングなどによって、胎盤から胎児に移
行する血液の量は影響を受けている。
早産児に対して行われるミルキングや臍帯結紮遅延は、胎盤や
臍帯血から児へ移行する血液量を意図的に増加させる方法である。
また、出生後の生理的体重減少や新生児循環への適応過程に
よって、見かけ上のヘモグロビン値が上昇することがある。
さらに、血液は出生時のさまざまなストレスによって過凝固に陥
りやすく、その結果、播種性血管内凝固症候群（DIC）を発症
しやすい。

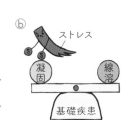

ⓑ ストレス

凝固

線溶

基礎疾患

ストレスと凝固・線溶
のバランス

造血のスピートと鉄欠乏状態、ビタミン K 欠乏

出生後は、肺呼吸が開始されるため胎内よりも酸素を取り込みやすい。さらに、末梢組織で酸素を放出しやすい方が生命活動に適しているため、ヘモグロビンは胎児型から成人型へと移行する。

ヘモグロビン値は胎児期から出生時は若干高値であったが、時間の経過とともに低下する。出生後一時的な赤血球産生能の低下と鉄欠乏がその主体である。

出生後凝固に関連する蛋白質の合成は時間の経過とともに成人レベルに達する。ただし、特に母乳栄養児はビタミン K 不足に陥りやすいため、ビタミン K を定期的に補充しビタミン K 欠乏性出血症を予防する必要がある。

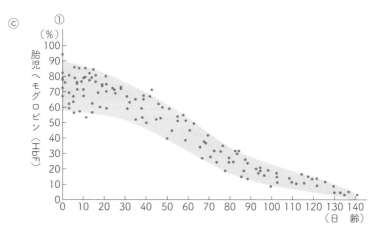

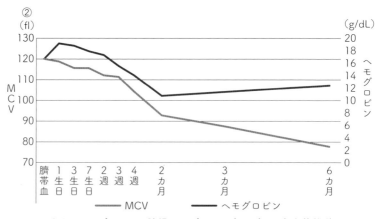

MCV とヘモグロビン、胎児ヘモグロビン（HbF）の出生後推移

（①は文献 1 より転載、著者訳）

胎児期の生理

　肺で呼吸を行わない胎児にとって、胎盤内で母親から胎児側へ必要な酸素を運搬するために特別なシステムが必要であり、その一つとしてヘモグロビンの違いが挙げられる。それでは、どうやって母親のヘモグロビンから胎児のヘモグロビンへ酸素を受け渡すのだろうか。

　胎盤内で有機リン分子の作用によって、母親のヘモグロビンから酸素が遊離する。ヘモグロビンは胎児ヘモグロビン（HbF）の方が成人ヘモグロビン（HbA）よりも酸素との結びつきが強い（親和性が高い）ため、胎児のヘモグロビンが酸素をキャッチし、胎児側へ酸素が運ばれる（時系列で押さえる赤ちゃんの生理ⓐ）。

　また、胎児血液中の動脈血酸素分圧は30mmHg前後である（成人：80〜100mmHg）。胎児では、このような低酸素環境であっても効率よく酸素を運ぶ必要があるため、酸素の運び屋である赤血球がエリスロポエチンの作用によって増加している。その結果として生理的に多血となりやすい。

　血液凝固の観点から胎児の血液をみてみると、プロトロンビン時間（PT）や活性化部分トロンボプラスチン時間（APTT）といった、凝固に関連する検査結果とアンチトロンビンなどの凝固阻止因子がともに低値である。

　胎児血液は生理的に多血と先述したが、多血は過凝固のリスクである。凝固因子が少ないことは、胎児の血液が多血であってもその流動性を保つためには理にかなっていると解釈することもできる。

出生時の適応

　出生に伴って胎児は胎盤循環から離脱する。その際、臍帯結紮のタイミング、子宮収縮の程度や分娩様式などによって胎盤から胎児へ移行する血液の量が変化する。早産児に行われるミルキングや臍帯結紮遅延は、胎盤や臍帯血から児へ移行する血液量を意図的に増加させる方法である。母体—胎児間輸血症候群や双胎間輸血症候群は、極端に血液量が変化する有名な病態である。

　出生後は血管内の水分が間質に移行しやすいことや、生理的体重減少などによって血液が濃縮されるために、ヘモグロビン値は上昇しやすい。また、たとえ胎児仮死徴候がない正期産児であったとしても、乳酸性アシドーシスが認められるという事実がある。アシドーシスに関連した末梢循環不全によって毛細血管内の血流が減少するためにヘモグロビン値は上昇する。

　出生後の水分バランスが安定したり、全身状態の改善とともにヘモグロビン値

が低下したりすることを日常診療では経験することが多いため、見かけ上のヘモグロビン値だけにとらわれずに児の細やかな変化に着目したい。

　また、出生時のストレスは血液凝固にも強い影響を与えている。血液の「凝固」と「線溶」のバランスを保つシステムが未熟な新生児は、出生時のさまざまなストレスによって過凝固に陥りやすく播種性血管内凝固症候群（disseminated intravascular coagulation；DIC）を発症しやすい（図1）。

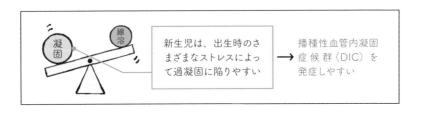

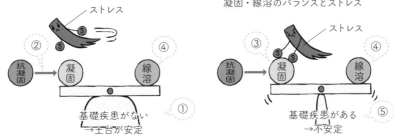

ⓐ 正常な凝固・線溶のバランスとストレス

ⓑ 基礎疾患がある場合の
　凝固・線溶のバランスとストレス

①：基礎疾患がない場合、シーソーを支える部分が大きく、凝固と線溶のバランスがくずれにくい
②：血液はその流動性を保つ必要があるため、アンチトロンビンなどの凝固制御因子の作用によって凝固を制御している。
③：生体にストレスが加わると凝固系が活性化しやすい。
④：血液凝固によって形成された血栓は、線溶系によって分解処理される。
⑤：早産児、感染症や仮死などではシーソーを支える部分が小さいため、「凝固」と「線溶」のバランスが乱れやすい。
血液は「固まる」と「固まらない」のバランスが絶妙に調節されている。さまざまなストレスによって凝固系が亢進しても、①と④との作用によって血液の流動性が維持されている。

図1 出生時のストレスと過凝固

キーワード解説 播種性血管内凝固症候群（DIC）

血液はその流動性を維持するため、凝固・線溶と凝固抑制によってバランスが保たれる。何らかの基礎疾患を持つ新生児は、ストレスに対応する予備能が少ないため DIC を発症しやすい。治療は基礎疾患のコントロールが最も重要であるが、病態に応じた抗凝固療法や補充療法を行う必要がある。

新生児期の生理

　生命の源である酸素。胎内では胎盤を介して母親から受け取っていた酸素だが、出生後は自らの肺で呼吸を始め、その結果、血中の酸素分圧が胎内よりも高くなる。

　胎内のような低酸素状態では、酸素との結合能が強い HbF の方が酸素運搬に有利である一方、末梢組織での酸素使用という側面からヘモグロビンをみてみると、出生後に胎児型であり続けることは不利である。出生後に動脈血酸素分圧が 80～100mmHg まで上昇した状況では、HbF では酸素との結びつきが強過ぎるため、必要な場所で酸素を離しにくいのである。

　出生後、産生されるヘモグロビンは胎児型から成人型へと移行している（時系列で押さえる赤ちゃんの生理◎①）。赤血球中のヘモグロビン自体が出生後の環境に適応し、その形を変えていることは大変興味深い。

　また、ヘモグロビンは胎児期から出生直後は若干高値であったが、出生後しばらく経過すると低下する。進行すれば貧血を呈するが、その原因として骨髄での造血能低下による早期貧血と、その後鉄欠乏性貧血が主体となる晩期貧血に分類される。時系列で押さえる赤ちゃんの生理◎②に出生後のヘモグロビンと平均赤血球容積（MCV）を示した。MCV は、赤血球 1 個あたりの大きさの平均を表している。HbA は HbF よりも小さいことと、鉄欠乏性貧血は小球性貧血であることによって出生後 MCV が次第に低下する。

　凝固に関連する因子は、大まかな言い方をすると、①体内で凝固に関連する蛋白質を必要な量だけ作ることができるか、②ビタミン K が十分に存在するか、③凝固に伴って消費されているか、という 3 つの因子に依存している。凝固因子は胎盤を介して母体から胎児への移行しないことも、その特徴の一つである。

　図2に出生後のプロトロンビン時間とアンチトロンビンの推移を示した。胎内では凝固に関連する蛋白質は低値であったが、出生後時間の経過とともに成人と同じレベルにまで到達している。また、母乳栄養児は特にビタミン K 不足に陥りやすいことを忘れてはならない。ビタミン K 欠乏性出血症を予防するためにも、出生後ビタミン K を定期的に投与する必要がある。

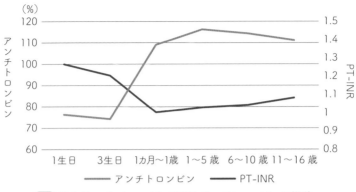

図2 出生後のプロトロンビン時間とアンチトロンビンの推移

どうケアにつなげるか？

自分で肺呼吸を行わない胎児では、胎盤を通して母親から効率よく酸素を受け取ることができるように HbF が作られています。さらに低酸素状態が刺激となって、赤血球を産生する力が上昇しており、その結果ヘモグロビン値が生理的に高いのです。

胎盤ではヘモグロビンの形の違いによって酸素を受け取っていましたよね？生まれた後は、肺呼吸を開始するためにヘモグロビンが胎児型である必要はありませんし、末梢組織で酸素が放出しやすい HbA の方が、生まれてきた後の環境に適しているんですよ。そのため、作られるヘモグロビンも胎児型から成人型へと移行します。

ヘモグロビンの形が異なるのには理由があるんですね。

さらに、出生後は動脈血中酸素濃度が上昇するために骨髄での造血が抑制されることと、鉄欠乏状態になりやすいことが原因で、貧血に陥りやすくなっています。

だからみんな数カ月経ったら貧血になるんですね。

また、新生児は DIC を発症しやすいといわれています。胎児仮死・新生児仮死、胎児循環から新生児循環への変化、感染に対する防御能の未熟性や出生後の侵襲的な処置などが DIC の基礎疾患として有名です。未熟であればあるほど、血液が「固まる」と「固まらない」のバランスを保つシステムがどうしても発達段階なため、ほんの小さな刺激でさえも過凝固となりやすく DIC 発症へのストレスとなりかねません（図3）。また、凝固因子と各症状の関係を 表 に示しますので参考にしてください。

ⓐ正　常　　　　　ⓑストレスによる凝固の活性化　　ⓒ消費性凝固障害と線溶活性化

赤血球

血管

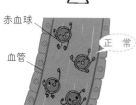

正常

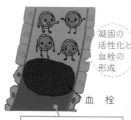

凝固の
活性化と
血栓の
形成

血　栓

血栓形成、臓器障害

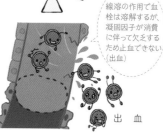

線溶の作用で血
栓は溶解するが、
凝固因子が消費
に伴って欠乏する
ため止血できない
（出血）

出　血

図3 ストレスと DIC の関係

表 凝固因子と各症状

	PT	Fbg	AT	D-dimer
正　常	正　常	正　常	正　常	正　常
過凝固	↘（延長）	↘または↑（感染など）	↘	↗
臓器症状	↘	↘または↑（感染など）	↘	↗
出血症状	↓	↓	↓	↑

生理の知識をどのようにケアに生かしたらよいか

生理は分かったけど、それをケアにどう生かしたらいいんですか？

赤血球の役割は、肺で酸素を受け取ること。そして全身の臓器に送り届けることですよね。酸素運搬は過不足なく行われる必要があります。
出生後は次第にヘモグロビン値が低下することを念頭に置きながら、皮膚色が貧血様となったり、体動時に心拍数が上昇したり、無呼吸発作が増えたり、体重増加不良が認められたりなど、貧血の症状が現れていないか常に観察しておかなければいけません。さらに、出生1カ月くらいまでに出現する早期貧血は、採血量が多ければ多いほど赤血球輸血が必要となる可能性が高いです。

数値だけではなくて、ちゃんと赤ちゃんの様子を観察しなくちゃ！

呼吸・循環管理が必要な児は、どうしても全身状態を把握するために採血の頻度が多くなります。その場合にはヘモグロビン値の低下を頭の片隅に置きながら、鉄剤投与を考慮したり、貧血による症状と呼吸や循環動態とのバランスによっては輸血の必要性についてチームで協議したいですね。

呼吸・循環が不安定な児ほど、貧血には注意が必要ですね。

DICの症状は出血症状と臓器障害に分けられます。採血部位で血が止まりにくいこと、消化管出血はもちろん、特に超早産児や重症新生児仮死では、頭蓋内出血はいつも気にしてほしい合併症です。そのほか、肺や肝臓、腎臓などの臓器症状の出現にも注意しましょう。
凝固系の検査は、血液ガスのように微量の検体で行うことが出来ないから、頻回にチェックすることが難しいです。そのため、出血症状や臓器症状といったDICの症状がないか、注意深く観察していきましょう。また、DICへの進行が疑われる場合には、アンチトロンビンを指標として凝固が亢進し過ぎないように管理しながら、凍結血漿輸注など適切な補充療法を行う必要があります。

適応障害または早産である場合

　呼吸窮迫症候群（RDS）、慢性肺疾患（CLD）や胎便吸引症候群（MAS）などによって呼吸管理が必要な場合や、チアノーゼ型心疾患では動脈血酸素飽和度が低下しやすいため、心拍数や心拍出量が増加して酸素運搬能を何とか保とうとしている（代償）。呼吸・循環動態が不安定である児であればあるほど貧血症状は起こりやすく、ヘモグロビン値をより厳密に管理する必要がある。

　DICには「基礎疾患」と「過凝固」の存在が必須である。未熟である、全身状態が不安定である場合はDIC発症のリスクは高くなる。そういう場合には、常にDICの発症を念頭に置きながらケアにあたってほしい。さらに、先程述べたようにDICの発症には過凝固状態が深く関わっている。言い換えると、過凝固状態でないならばDICの発症は考えにくい、とも捉えることができる。凝固系検査の中で、凝固系分子マーカーであるFM（可溶性フィブリンモノマー複合体）やTAT（トロンビン−アンチトロンビン複合体）が上昇していない場合は過凝固の状態ではないことを意味するため、これらの測定値が基準値内ならDICである可能性は低い。DICの概念は理解しづらい部分もあるが、「過凝固」の存在に着目すると病態の理解につながる。

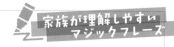

①輸血で酸素の運び屋を増やす

　赤血球の働きは、酸素の運び屋さんのようなものです。肺での呼吸で酸素を体に取り込んだあと、赤血球の働きによって体のさまざまな部分に酸素を運んでいます。貧血とは、酸素の運び屋さんが少ない状態です。体に必要な酸素を十分に運ぶため、運び屋さんにはフル回転してもらう必要があるため、心臓が頑張らないといけません。

　そういう体への負担を軽減するために、輸血を行う必要があります。

　さらに、呼吸が不安定だと体に酸素を十分取り込めないために循環に対する負担がかかりやすいですし、心臓に疾患がある場合には、心臓自身への負担が増えることになります。肺や心臓の状態をすぐに改善することは難しいので輸血によって運び屋さんを増やすことが、状態の改善に必要なのです。

②「固まる」「固まらない」のバランスを保つ

　血液は、常に流れています。その一方で、血管などに傷ができた場合には血液は固まらないといけません。血液は『固まる』と『固まらない』のバランスが絶妙に保たれています。感染や仮死などのストレスがかかった場合にはバランスが乱れやすいため、アンチトロンビンを補充してそのバランスを保つ必要があります。さらに、凝固に関連する蛋白質が少ないと必要時に血液が固まらないため、新鮮凍結血漿を輸注して凝固因子を補充しなければなりません。

引用・参考文献

1) Garby, L. et al. Studies on erythro-kinetics in infancy. II. The relative rate of synthesis of haemoglobin F and haemoglobin A during the first months of life. Acta Paediatr（Stockh）. 1962. 51, 1962, 245-54.

Memo

聖隷浜松病院 GCU 係長、新生児集中ケア認定看護師
杉野由佳　すぎの・ゆか

時系列で
押さえる

赤ちゃんの生理

胎児期

脆弱な表皮・真皮

バリア機能を担う角質層は、在胎 37 週には 10 層以上になり成人と同じくらいの層になるが、成人よりも脆弱で在胎 30 週以下では 2〜3 層と、とても薄い。この角質層は胎脂により発達する。胎脂は、保湿力、保護力に優れていて、角質層のしなやかさを維持する。在胎 29 週以下では真皮内の繊維が乏しいため、浮腫を来しやすく、表皮・真皮の結合力も弱く、摩擦やズレなど機械的刺激によって損傷しやすい。

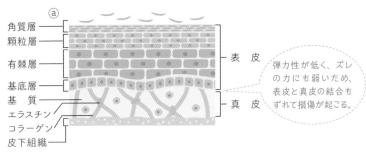

ⓐ

角質層
顆粒層
有棘層
基底層
基　質
エラスチン
コラーゲン
皮下組織

表　皮
真　皮

弾力性が低く、ズレの力にも弱いため、表皮と真皮の結合もずれて損傷が起こる。

胎児皮膚の組織構造

生理機能の急速な発達

出生時
の適応

出生時の新生児の皮膚はアルカリ性で、出生後は pH が急速に減少し、生後 2 週以降には弱酸性になる。胎脂は、アルカリ性の皮膚の酸性化を早めて、皮脂膜形成の助けとなり病原菌の増殖を抑制する。また、出生後に皮膚は空気にさらされることで、

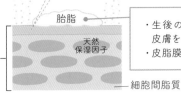

ⓑ

外気にさらされ、経皮的水分喪失が起こり、角質層の生理機能の成熟が進む

胎脂
天然
保湿因子
角質層
細胞間脂質

・生後のアルカリ性の皮膚を弱酸性へ導く
・皮脂膜の形成促進

胎脂による出生時の適応

経皮的水分喪失が起こり、バリア機能や生理機能が急速に発達する。この機能的成熟は、正期産児だけでなく早産児にもみられる。

バリア機能の弱さ

皮膚は、表皮、真皮、皮下組織の3層構造になっていて、①体内の水分や熱を外に逃さない、②体外からの圧力や病原体など外部刺激から守るという、2つの保護的な役割がある。この保護力、バリア機能は、角質層の皮脂膜、天然保湿因子、細胞間脂質によって維持されるが、成人よりも構造的、機能的に弱いので皮膚トラブルのリスクは高く、清潔、保湿、保護、保温に注意していく必要がある。

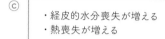

ⓒ
・経皮的水分喪失が増える
・熱喪失が増える

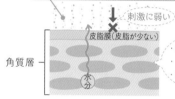

刺激に弱い
皮脂膜(皮脂が少ない)
角質層
水分

・細胞が小さい。
・天然保湿因子が少ない。
・細胞間脂質が少ない。

新生児の角質層

胎児期の生理

　在胎5週ごろから表皮と真皮が形成され、23週ごろには角化が進行する。表皮は基底層、有棘層、顆粒層、角質層の4層でできており、一番外側に位置するのが角質層である。保護力ともいえるバリア機能の大部分を担う角質層は、在胎30週以下では2～3層で薄く、在胎37週以降になると成人と同じ10～20層で構成される（ 時系列で押さえる赤ちゃんの生理ⓐ ）。しかし、成人よりも角化細胞が小さく構造的に脆弱で、経皮的水分喪失（transepidermal water loss；TEWL）と微生物侵入のリスクも高い。この角質層の成熟に重要な役割を発揮するのが胎脂である。胎脂は、在胎17～20週に形成され始め、36～38週には最も厚くなり、羊水からの皮膚の浸軟を防ぎ、角質層の発達を促進する機能がある。また、水分を80％含んでいることから、保湿力のある天然由来のバリアクリームとも表現されており、保護力にも長け、角質層のしなやかさを維持するのに役立っている。

キーワード解説 経皮的水分喪失（transepidermal water loss；TEWL）

TEWLは、皮膚のバリア機能の評価指標になる。不感蒸泄といわれることがあるが、不感蒸泄には、TEWLのほかに呼気から蒸発する水分も含まれるため、本稿では経皮的水分喪失＝TEWLと表記する。

　真皮内には膠原線維のほか、在胎28週以降に弾性線維が蓄積され始め、真皮内
への体液貯留を防ぐ役割を担うようになる。つまり、29週未満の真皮では弾性繊
維が乏しいために浮腫を引き起こしやすく、機械的刺激により損傷を受けやすい。

　さらに、早産児では表皮と真皮の結合力が弱く、真皮の弾性繊維が乏しいこと
からも摩擦やズレに柔軟に耐えられず、皮膚損傷が発生しやすい
（時系列で押さえる赤ちゃんの生理ⓐ）。出生時の在胎週数を評価する手法として使わ
れるNew Ballardスコアの皮膚の項目で早産児は、「ねばねばする」「ゲル状」
などと表現されているように水気を帯びている。そのため、腋窩や鼠径、耳介裏
など皮膚が密着する部位は、体動により擦れると滑りが悪くズレを生じやすいた
め、早産児の皮膚損傷の好発部位である。

出生時の適応

　新生児の皮膚は出生後、子宮の水中環境から好気環境への移行によって、適応
のプロセスを辿る（時系列で押さえる赤ちゃんの生理ⓑ）。羊水のpHは7.0〜8.5のア
ルカリ性であり、出生時の新生児の皮膚表面はpH6.0以上といわれている。その
後pHは、生後急速に低下し、生後2週以降にはpH5.0〜6.0の弱酸性となる。こ
のpH低下に役立っているのが、胎脂である。胎脂は、胎児期には角質層の成熟
に役立ち、出生時にはアルカリ性の皮膚が酸性化するのを早め、皮脂膜形成の助
けとなり病原菌の増殖を抑制する。

　また、出生後は空気にさらされることでTEWLが起こり、バリア機能や生理
機能が急速に発達する。これは正期産児だけでなく早産児にもいえる。早産児の
皮膚は、週数によっては非常に薄い状態にあり、TEWLによって熱喪失や水分、

電解質バランスを崩しやすい。超早産児の皮膚は非常に未熟ではあるが、保育器内湿度を段階的に下げ始めることで、角質層の形成促進につながる[2]ことや、在胎34週未満の皮膚は、出生後に急速に発達し、生後2〜3週で正常になるともいわれている[3]。

新生児期の生理

　皮膚は、表皮、真皮、皮下組織の3層構造になっており、①体内の水分や熱を外に逃さないことと、②体外からの圧力や病原体など外部刺激から守るという、2つの保護的な役割がある。この保護力を維持していくために重要な働きを担っているのは、表皮の最上層である角質層である。角質層のバリア機能には3つの因子がある。1つめは皮脂膜で、常在細菌が皮脂を分解し脂肪酸に変えることで弱酸性の皮脂膜を形成しTEWLや病原体の侵入を防いでいる。2つめは、天然保湿因子（NMF）で、角層細胞内のアミノ酸などの保湿成分を指す。水と結合することで蒸発しにくい性質になり、水分を抱え込み角質層の潤いを保っている。3つめは、細胞間脂質で、主にセラミドからなる。角質層の細胞間の隙間をつなぎとめることで、角質層内の水分を保持している。こうして水分を逃さない、ゆえに蒸散による熱喪失も防ぐことにもつながっている。しかし、成人よりも角化細胞は小さく構造的に脆弱で、細胞間脂質、セラミド、皮脂の量が少なく、バリア機能が弱いため（時系列で押さえる赤ちゃんの生理ⓒ）、清潔、保湿、保温に注意していく必要がある。

　1カ月健診で多くの母親が心配するのが皮膚トラブルである。新生児の約55〜70%が皮膚トラブルを経験するともいわれており、オムツ皮膚炎や脂漏性湿疹が新生児の皮膚トラブルの代表例といえる。オムツ皮膚炎では、新生児の薄い表皮、バリア機能が不十分という特殊性に加えて、排泄物がアルカリ性であることやオムツ内が多湿環境で皮膚が浸軟してバリア機能がさらに低下していることに起因している。また、栄養法や抗菌薬、排泄機能の器質的な問題などによって、排泄回数が多い場合や消化酵素を含む下痢便の場合に多発している。脂漏性湿疹は、在胎週数が多い、特に過期産児ほど、また出生体重が大きいほど発生していることが分かっている[4]。

皮膚が湿潤して角質細胞が過度の水分を吸収すると膨張してふやけた状態になり、それを浸軟と呼ぶ。皮膚が浸軟するとバリア機能が低下して皮膚損傷のリスクが高まる。

どうケアにつなげるか?

皮膚には、体の中の水分や熱を外に逃さないことと、外からの圧力や刺激から守る、という役割がありますが、その保護力、バリア機能を担っているのは、角質層でしたね。でも、成人に比べると、構造的にも機能的にも脆弱です。なので、その脆弱性を補い、本来のバリア機能を促進していくことがスキンケアをする上で大事になります。

生理の知識をどのようにケアに生かしたらよいか

バリア機能を促進するスキンケアってどんなことですか?

胎脂をむやみに取り除かないようにしましょう。胎脂は、出生時のアルカリ性の皮膚を理想的な弱酸性にしてくれます。そのおかげで皮脂膜形成が助けられて、病原菌の増殖も抑制され、保湿効果もあります。バリア機能を促進させるのにぴったりの素材というわけです。

出生時に、暖かい乾いたタオルで皮膚刺激をしながら胎脂を拭っていたけど、皮膚のためには取ろうとしなくてもいいんですね。

そうですね。沐浴の時も同じです。ただ、あまりに胎脂がたくさん付いていたり、赤ちゃんに触れにくく関わりの妨げになったりするようでしたら適度に拭ってあげてもいいと思います。皮膚トラブルの好発部位は皮膚密着部なので、腋窩や関節裏などに付着した胎脂は取り除かないでおきましょう。胎脂が付いていない皮膚は、清潔にして保湿を十分にしてあげましょう。

保湿が大事なんですね。どんな保湿剤を選んだらいいですか?

角質層がバリア機能を維持していくためには、皮脂膜、天然保湿因子、細胞間脂質が大切でしたね。新生児はまだこれらが不十分なので適度な油分と水分を必要としています。保湿剤には、皮脂膜の役割を持つエモリエントと、それに加えて保湿因子の効果も加えたモイスチャライザーとの2種類があります(図1)。エモリエントは、皮膚を塞がないように薄く、モイスチャライザーは、たっぷりの量で塗ってあげましょう。沐浴の後は、まだ皮膚が水分を含んで柔らかいうち、乾かないうちに早めに塗ると保湿効果が上がります。

ⓐエモリエント

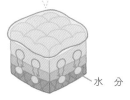

皮脂膜の役割。水分の喪失を防ぐ。皮膚を塞がないように薄く広げる。

水　分

ⓑモイスチャライザー

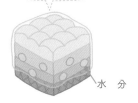

皮脂膜の役割と保湿因子も含んでいる。たっぷり塗る。

水　分

図1 保湿剤の種類

ドライテクニックを行っていても、保湿は必要なんでしょうか？

ドライテクニックは、米国小児科学会が1974年に「出生後は血液などの汚れを取るだけにし、なるべく児に手を掛けずに自然な状態に保つこと」[5] を推奨した方法で、日本でも2000年ごろから、胎脂を温存し沐浴をしないドライテクニックが行われるようになってきました。新生児ケアに関するWHOのガイドラインで、新生児の胎脂は少なくとも生後6時間保持し、除去しないように推奨しています[6]。米国の、女性の健康産科新生児看護師協会の新生児スキンケアのガイドラインでは、出生後の皮膚は、血液および羊水が除去されるまで汚染されているものとして考え、生後はじめての入浴は、体温調節、心肺機能が安定していること、そして早期に母乳育児を開始するためにもできるだけ遅らせて、生後6～24時間の間に行うことを推奨しています[7]。これらのことからも、決して「何もしなくてよい」のではなく、「胎脂はむやみに取り除かない」、洗う、拭うなどして「清潔は保つ」、「胎脂が付着していない部分は保湿する」という認識を持って正しくスキンケアを行う必要があります。

ほかにはどんなスキンケアをすればよいでしょうか？

皮膚トラブルの危険因子を取り除き、予防するという視点でも考えてみましょう。例えばオムツ皮膚炎です。オムツの中の皮膚は浸軟してバリア機能が低下しています。そこに加えて、弱酸性である皮膚は、アルカリ性の排泄物に覆われます（**図2**）。汚れはできるだけ早めに清潔にすること、浸軟している皮膚を強くこすらないこと、本来のバリア機能を取り戻し維持するためにも保湿すること、予防的に保護すること、が必要となります。優しく泡で洗う場合、石けん成分を十分に洗い流すことが肝心です。また、洗い過ぎると大切な皮脂を奪い過ぎるので、保湿剤が含まれている洗浄クリームなどを用いるのもよいですね。予防的に保護する場合は、エモリエント効果のあるワセリンなどが使いやすいでしょう。また、撥水効果のあるクリームやスプレーを用いるのもよいですよ。

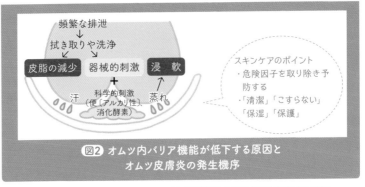

図2 オムツ内バリア機能が低下する原因と
オムツ皮膚炎の発生機序

バリア機能を維持していくスキンケアのポイントは、「清潔」にする、「強く
こすらない」、そして「保湿」や「保護」をすることですね！

適応障害または早産である場合

・TEWL や熱蒸散によるリスクがあるので、高温高加湿の保育器に収容する。
表皮は薄くアルカリ性のため、病原菌の繁殖を防ぐ感染対策を行う。

・表皮が薄く、表皮・真皮結合力が弱いので、初期ケアが始まる前から表皮に保
湿効果のある保護膜形成剤を使用したり、皮膚密着部をワセリンなどで保護し
たりすることで、摩擦やズレを最小限にする。リネンの上にシリコンガーゼを
敷いて滑りを良くし、センサーやテープ固定などによる圧迫やひきつれがない
ように注意する。ポジショニングを適切に行い、自己鎮静をはかり安静保持に
努めると摩擦やズレも防ぐことができる。大き過ぎるオムツは体動時に摩擦が
生じるため、適切なサイズを選択する。

・皮膚の機能的成熟を促進させるためにも、心肺機能が安定したら段階的に高加
湿を下げる。

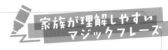

赤ちゃんの皮膚のバリア機能

　皮膚は体の中の水分を逃さない、体の外からの刺激から体を保護する役割があり
ます。でも、赤ちゃんの皮膚はとても薄いので、保護する力が弱いんです。この保
護する力を皮膚のバリア機能と呼びます。バリア機能を保てるようなスキンケアが体
を守っていくためにとても大切になります。

　バリア機能は、汚れがそのままになっているとき、乾燥しているとき、皮膚がふや
けているときに弱くなります。例えば、皮膚は弱酸性でうんちはアルカリ性です。う
んち汚れはなるべく早めに清潔にしましょう。薄く乾燥しやすい赤ちゃんの皮膚にし

っかり保湿剤を塗ってあげることも大切です。また、オムツの中は蒸れて皮膚がふやけやすいので、ワセリンを塗ってガードしてあげるなど工夫するとよいでしょう。スキンケアで注意したいのは、強くこすらないことです。皮膚は表に見えている表皮の次に真皮という部分があります。赤ちゃんはこの表皮と真皮の結びつきが弱いので強くこすると簡単に水疱ができたり皮膚が剥がれてしまいます。さらにバリア機能が下がっている皮膚は刺激にも弱いので、優しく、強くこすらないように気を付けましょう。

引用・参考文献

1) 八田恵利. "新生児の皮膚の構造". 新生児の皮膚ケアハンドブック. 大阪, メディカ出版, 2013, 11.
2) 沼田貴子. 超早産児の皮膚成熟過程における視覚的変化の観察. 日本創傷・オストミー・失禁管理学会誌. https://www.jstage.jst.go.jp/article/jpnwocm/20/3/20_291/_pdf/-char/ja [2022.10.19]
3) 川上理子. 新生児の皮膚の生理的変化. デルマ. 308, 2021, 1-7
4) 米澤かおり. 新生児期の皮膚トラブル実態とその関連要因. 日本助産学会誌. 31 (2), 2017, 111-9.
5) American Academy of Pediatrics. Committee on Fetus and Newborn. Skin care of newborns. Pediatrics. 54 (6), 1974, 682-3
6) World Health Organization. Pregnancy, Childbirth, Postpartum and Newborn Care : A Guide for Essential Practice. 3rd ed. WHO Guidelines Approved by the Guidelines Review Committee. 2015, NBK326678.
7) Brandon, D. et al. "Bathing". Neonatal Skin Care: Evidence-Based Clinical Practice Guideline. 4th ed. Washington, DC, Association of Women's Health Obstetric and Neonatal Nurses. 2018, 41-9.

Memo

東京大学医学部附属病院小児科助教
廣畑晃司 ひろはた・こうじ

同小児科小児・新生児集中治療部部長・教授
髙橋尚人 たかはし・なおと

時系列で
押さえる

赤ちゃんの生理

胎児期

免疫の発達と免疫寛容

胎生期から免疫系の発達は始まっている。妊娠第一三半期（初期）には、免疫を担うさまざまな細胞や蛋白質が胎児中にみられるようになり、その後増えていく。一方で母体にとって胎児は異物であり、胎児が免疫学的に排除され流産にならないよう、母体、胎児ともに免疫系が抑制されており、免疫寛容の状態にある。このように、免疫能の獲得と抑制のバランスが保たれている。

ⓐ

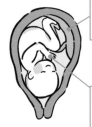

母体と胎児がお互いを排除しないための仕組み（＝**免疫寛容**）により、妊娠が維持される
・母体：T 細胞の機能低下、免疫抑制物質産生など
・胎児：免疫応答を抑制する制御性 T 細胞など

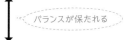
パランスが保たれる

妊娠初期に、胎児の免疫系の発達が始まる
・4 週ごろ〜：自然免疫系の細胞（好中球など）
・6 週ごろ〜：獲得免疫を担う T 細胞、B 細胞
・9 週ごろ〜：抗体産生（IgM など）

胎児の免疫能

出生時の適応

無菌的な環境からの変化

正期産児であっても、出生時は免疫能が未熟である。にもかかわらず、出生とともに新生児を取りまく環境は変化し、さまざまな病原体にさらされるため、細菌、ウイルス、真菌のいずれの感染症も重症化しやすい状態になる。早産児ではより未熟で免疫能が低い。妊娠中に母体から胎盤を介して移行していた IgG 抗体のほか、産道や会陰部、肛門周囲などの常在菌を受けることで児の常在菌が定着するなど、免疫系の適応が進んでいく。

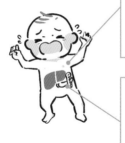

ⓑ

出生時の免疫能は十分ではない
・免疫を担う細胞の機能が未熟
→好中球の遊走能が低い
→機能に重要な蛋白（補体など）が少ない
→抗体（IgG など）産生能が低い　など
・早産児ではより未成熟

出生前後の適応を助ける仕組み
・**母体からの受動免疫**
→ IgG 抗体が胎盤を介して移行
・**母体の常在菌の移行**
→産道や会陰部、肛門周囲
→胎脂　など

出生時の免疫能と適応

免疫系の成熟

生後の成長に伴って免疫を担う細胞の機能や、蛋白質の産生能が成熟していくが、成人と同等のレベルに達するまでには数カ月〜数年かかる。その間は免疫能が不十分で感染症やワクチンの効果などに影響がある。その中でも、母乳には IgA に代表されるさまざまな免疫物質や免疫細胞が含まれており、哺乳を通じて新生児の腸管内に広がっていくことで、腸管免疫の確立に重大な役割を果たしている。

ⓒ

新生児の免疫能は十分ではない
成人と同程度になるまで数カ月〜数年
→感染症にかかりやすく、重症化しやすい

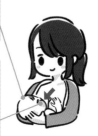

母体からの免疫のサポート
・母体の皮膚に分布する常在菌
・母乳が重要な役割（腸管免疫）
　IgA 抗体、免疫物質（ラクトフェリンなど）、
　免疫に働く細胞（好中球など）ビフィズス
　菌増殖因子など
　　→新生児の腸に広がり、感染防御を担う

新生児の免疫能と母体からのサポート

新生児期

胎児期の生理（時系列で押さえる赤ちゃんの生理ⓐ）

　胎児期から免疫系の発達は始まっている。非特異的な生体防御を担う自然免疫系の細胞は、妊娠初期には確認されるようになる。胎生4週ごろには、感染防御

の開始に重要な単球や抗原提示細胞である樹状細胞が、8週ごろには細菌感染防御を担う好中球が、16週ごろまでにはウイルス感染防御を担うNK細胞が認められる。補体は、好中球などの食食細胞の機能をサポートする蛋白質で、胎生6～14週で合成が開始される。これらの細胞や蛋白質は胎児期を通して増加していくが、出生時でも機能は未熟である。

　それぞれの病原体に対する特異的な反応を行う獲得免疫を担当する細胞には、B細胞とT細胞がある。幹細胞から液性免疫を担うB細胞への分化は胎生8週ごろに肝臓で始まり、12週ごろに骨髄へ移行し成熟していく。B細胞が産生する γ-グロブリン抗体は、胎生9～10週でIgMとIgGが、12週ごろにIgAが認められる。ただし、IgM以外の抗体産生能は低く、IgGは母体からの移行抗体で補われる。細胞性免疫に携わるT細胞は胎生6週ごろに胸腺に出現し、自己と非自己を認識する能力を得る。胎児のT細胞は抗原提示を受けていないナイーブT細胞がほとんどを占めている。また、感染した細胞などを排除する細胞障害性T細胞ではなく、免疫応答を抑制する制御性T細胞が優位である。

　母体にとって胎児は異物であり、免疫によって排除されて不妊や不育とならないよう、免疫寛容の状態にある。そのメカニズムは完全には解明されていないが、母体側ではT細胞の機能が抑えられるほか、抗炎症性サイトカインや、プロスタグランジンなどの免疫抑制物質が産生され、免疫が抑制されている。胎児側でも、先に述べたように制御性T細胞などが優位であることなど、複数の機序により免疫寛容が維持されている。

キーワード解説　免疫寛容

母体にとって胎児は異物であり、排除されないように免疫学的な反応が抑えられた状態のこと。母体側の免疫能が抑制されるほか、胎児側の免疫の発達の特徴など複数の仕組みによって維持されている。

出生時の適応（時系列で押さえる赤ちゃんの生理ⓑ）

　正期産児でも、出生時には免疫能はまだ十分ではない。例えば自然免疫系においては、好中球数は成人と同程度まで増加しているが、その遊走能は低い。また、補体や抗体など、共同して働く免疫機構が未熟であるため、貪食能も低下している。単球の数や貪食能は成人並みだが、遊走能は劣っている。NK細胞の数は成人と同等だが、活性は約半分のレベルにとどまる。獲得免疫系では、胎児、新生児のT細胞が抗原にさらされたことのないナイーブT細胞であるため、免疫応

答が緩やかであり、液性免疫を担う B 細胞の抗体産生能も低い。大腸菌などのグラム陰性桿菌に対する感染制御に重要な IgM、腸管や気道の粘膜での感染防止に働く IgA 以上に、血液中の抗体として最も重要な IgG の産生能が非常に低くなっていて、母体からの受動免疫がこれを補っている。IgG の胎盤を介した移行は 17 週ごろより始まり、33 週ごろに母体中の濃度と同程度となる。

このような免疫能の未熟性によって、新生児は細菌、ウイルス感染症ともに重症化しやすく、カンジダなどによる日和見感染症が問題になることもある。早産児では未熟性がさらに高いため免疫不全の状態にある。出生後はさまざまな病原体にさらされるので、免疫学的に未熟な新生児の適応が遅れると、重篤な感染症のリスクが高くなる。

キーワード解説　受動免疫

胎児、新生児が母体から抗体を受けること。胎児は IgG の産生能が低いが、胎盤を介した移行抗体により正期産の IgG 濃度は母体よりも高くなる。一方、在胎 33 週以前に出生した早産児では IgG 濃度が低く、感染が重症化しやすい。

生後の適応は複数の手段によって支えられる。胎脂にはリゾチームなど抗菌作用を持つ複数の蛋白質や脂肪酸が含まれており、新生児の脆弱な皮膚バリアを補い感染を防ぐ役割を果たしている。経腟分娩では、児は分娩時に母体の産道内や会陰部の腸内細菌にさらされる。これらの細菌に対し母体の免疫系が作る抗体を受動免疫で得ているため、児にとっては安全な細菌であり、常在細菌の定着につながる。帝王切開分娩ではこれらの細菌への曝露が阻害されるので、病原性のある微生物が定着する確率が高まる。

新生児期の生理 （時系列で押さえる赤ちゃんの生理ⓒ）

出生後、免疫能は徐々に成熟するが、成人レベルに到達するには数カ月～数年を要する。例えば好中球は生後数週で十分機能するようになるが、補体活性は生後 6 ～18 カ月で成人と同程度になるため、それ以前は貪食能を必要とする細菌感染に対する防御が不十分であり、重症化しやすい。ウイルス感染において重要な役割を果たす NK 細胞の活性が成人と同程度になるのは 1 歳ごろとされる。細胞性免疫では、胎児期の制御性 T 細胞優位から細胞性免疫や抗体産生を誘導する種類の T 細胞産生が増加し、また成長に伴って、一度抗原刺激を受けたメモリーT 細胞が増加する。これらを経て細胞性免疫が成人と同等となるのは生後 3

〜4カ月以降であり、それまではワクチンを含む抗原への反応が低下している。

　液性免疫についても、出生時は抗体産生能が低く、B細胞、T細胞の機能成熟に伴って濃度が上昇していく。IgM、IgAは胎盤を通過しないため出生時には低く、それぞれ1歳、10歳ごろに成人のレベルに近づく。IgGは母体からの移行抗体が生後6カ月ごろにほぼ消失し、児の産生が十分になる前の生後3カ月ごろが最も低値になり、その後5〜6歳で成人と同程度となる。

　IgAには腸管などの粘膜で細菌やウイルスの感染を防ぐ役割がある。母体には腸管で作られた分泌型のIgA抗体が母乳中に多く移行する腸管−乳房経路が存在し、母乳中に母体の腸内細菌に対するIgA抗体が多く含まれる。また、ラクトフェリンや好中球などの免疫物質や免疫を担う細胞のほか、ビフィズス菌増殖因子などが含まれており、母乳を飲むことで新生児の腸管内にそれらが広がっていく。新生児は、出生時に産道や会陰部の常在菌にさらされた後、母乳による免疫学的な恩恵を受けることで、常在細菌叢を維持し、腸管からの病原体の感染が抑制される（腸管免疫）。実際に母乳栄養の児では、敗血症や壊死性腸炎（NEC）などの合併症が少ないとされている。

キーワード解説　腸管免疫

口から入り腸を通して感染する病原体に対する防御機構。母体の常在菌に加え、母乳中に含まれるIgA抗体やラクトフェリンなどの免疫物質、好中球などの細胞が新生児の腸に分布することで感染予防に有効となる。

どうケアにつなげるか?

胎児期から免疫系の発達は始まっていて、すでに妊娠初期には、重要な細胞などがみられるようになります。ただし同時に、お母さんと赤ちゃんがお互いにお互いを攻撃しないよう、免疫の働きが抑えられた「免疫寛容」という状態でもあります。出生時にはまだ赤ちゃん自身の免疫の機能は不十分で、細菌などの感染症が重症化しやすい状態です。妊娠中にお母さんから受け取ったIgGの働きに加え、出生時に産道を通る際に受け取る常在菌が赤ちゃんに定着することで、適応が進んでいきます。母乳にはIgAなどのさまざまな免疫物質が含まれており、哺乳を通して腸管免疫が確立することも重要です。免疫能が成人と同じ状態になるには、数カ月〜数年かかります（図）。

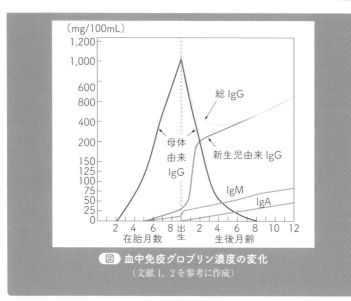

（mg/100mL）

図 血中免疫グロブリン濃度の変化
（文献 1、2 を参考に作成）

生理の知識をどのようにケアに生かしたらよいか

これまで見てきたように、新生児は免疫能が十分ではないため、さまざまな感染症にかかりやすく、かつ重症化しやすい状態にあります。免疫不全状態と認識して、きちんと感染予防策を取る必要があります。例えば、医療従事者を介してブドウ球菌などの水平感染を生じることも多いため、赤ちゃんに触れる前後での手指消毒などの標準予防策や、適切なゾーニングといった対策が挙げられます。

また、免疫の反応が弱いことから、感染症を発症した場合も症状が分かりづらい上に、進行が速いなどの特徴があるため、哺乳力など活気があるか、バイタルサインの変化がないかなど、小さな状態の変化を見逃さないための日々の観察が重要です。気管チューブや点滴のカテーテルは細菌や真菌などの侵入経路になるため、不要な場合には早期の抜去を検討した方がよいでしょう。

赤ちゃんはお母さんとの接触や授乳を通してお母さんの常在菌を受け取り、病原性の細菌などの定着が抑えられるため、不要な母子分離を避ける、適切に母乳育児を支援するなど、お母さんを含めたケアを行うことが感染の予防にもつながります。

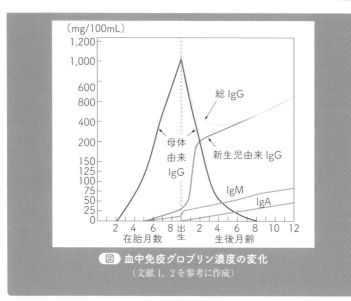

適応障害または早産である場合

・点滴や挿管などの治療が必要な場合、皮膚や粘膜の感染防御が脆弱になる。

・帝王切開や入院による母子分離のため常在菌の定着が遅くなる場合も多い。

・早産児の場合、免疫能も未熟性が強い。また、母体からの受動免疫も不十分で IgG も低値で皮膚のバリア機構も弱いなど、免疫不全状態にある。

・通常の感染予防策に加えて免疫グロブリンや抗菌薬の早期投与が必要な場合がある。母乳栄養のサポートも重要である。

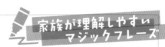

赤ちゃんの感染予防のために…

　赤ちゃんは、お母さんのお腹の中にいるときから、免疫という、細菌などの異物から体を守る仕組みを準備しています。また、お母さんからも胎盤を通して、異物の排除に重要な抗体という物質を受け取っています。

　ただし、生まれた時点ではまだその仕組みが十分ではないため、感染症にかかりやすく、重症になりやすい状態です。感染症を疑うような症状がないかを慎重にみるとともに、感染症の原因になる細菌などを付けてしまわないよう、赤ちゃんに接する前にアルコールで手を消毒するなど、感染予防策を取っています。

　お母さんが赤ちゃんに触れたり、授乳したりすることも大切です。人間の皮膚や腸には常在細菌と呼ばれる多くの細菌がおり、感染症の原因になるような細菌の侵入を防いでいます。赤ちゃんは生まれた後にお母さんの皮膚などにいる細菌を受け取り、自分の常在細菌を形作っていきます。また、母乳には抗体のほか、免疫に必要な物質が多く含まれており、腸に広がっていくことで、感染予防にとても重要な役割を果たしています。

引用・参考文献
1) Miller, M. E. Host Defenses in the Human Neonate. New York, Grune & Stratton, 1978, 123p.
2) 髙橋尚人. "免疫系と感染の基礎と臨床". 新生児学入門. 第5版. 仁志田博司編. 東京, 医学書院, 2018, 323-49.
3) 髙橋尚人. "胎児・新生児の免疫系の発達と適応". 周産期医学必修知識. 第9版. 周産期医学 51 巻増刊. 東京, 東京医学社, 2022, 547-9.
4) 柴田洋史ほか. 免疫系の発達. 小児内科. 51 (8), 2019, 1120-4.

20 体　温

北海道立子ども総合医療・療育センター新生児内科医長
中村秀勝 なかむら・ひでかつ

時系列で押さえる　赤ちゃんの生理

正常体温を始めとする定義であるが、WHO では正常体温：36.5〜37.5℃、軽度低体温：36.0〜36.4℃、中等度低体温：32.0〜35.9℃、重症低体温：深部体温が 32℃未満、高体温：37.5 度以上、重症高体温：40.0 度以上と定めている。

胎児期

胎児は子宮内に 37℃前後の羊水中で非常に安定した温度環境の中にいる。胎児の体温は、母親に依存するが胎児の組織重量当たりの代謝量、熱産生は成人と比較すると相対的に高いこと、さらに胎盤や子宮を経由して胎児に熱が伝わることから母親より 0.3℃〜0.5℃ほど体温が高いといわれている。

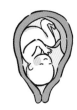

出生時の適応

出生後、温かな羊水中の温度環境から急に外界に出るため、主に蒸散により急速に熱を失い、体温が 2〜3℃低下するといわれる。その寒冷刺激に曝されることより新生児は代謝を上げ、非ふるえ熱産生が起こり体温を維持しようとする。
正期産児は比較的早く熱産生を上げられるものの、早産児は熱喪失が多く、熱産生が少ないことから低体温となりやすい。体温が最も下がりやすく、熱喪失の原因を極力排除するのに注意を要す時期である。

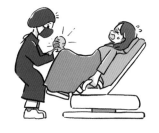

新生児期

新生児は不随意筋の運動によるふるえ（shivering）による熱産生は起こらず、寒冷刺激による褐色脂肪組織における非ふるえ熱産生が主な熱産生のルートとなる。
低体温に曝されると正期産児では四肢の血管、体表の末梢血管を収縮、四肢屈曲により体表面積を少なくし熱喪失を下げようとする。また、活気のある児では泣いたり、手足を動かし熱産生を増やすこともある。しかし、早産児では低緊張のため、このようなことはできないことも多い。
環境温により高体温にも低体温にもなりやすい時期でもある。

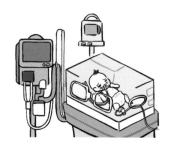

胎児期の生理

胎児は、熱的に非常に安定した環境にいるといえる。臍帯循環によって胎児が発する熱の85%を母体循環に放出し、残りの15%は胎児の皮膚から羊水に放散され、子宮壁を通って母親の腹部へ移動する。胎児の熱産生と熱損失のバランスが適切にとれている限り、胎児と母親の温度差は一定に保たれる（heat clump）。その差は0.3〜0.5℃で胎児体温の方が母親の体温より高い。胎児の組織重量当たりの代謝量、熱産生は成人と比較すると相対的に高く、さらに胎盤や子宮を経由して胎児に熱が伝わることによる[1]。

新生児とは対照的に、後述するような非ふるえ熱産生を用いて胎児は余分な熱産生を行うことができない。これは胎盤で産生される非ふるえ熱産生に対する阻害物質に曝されていることによる。阻害物質にはアデノシンとプロスタグランジンE₂が知られている。この存在により、胎児は出生前に十分な量の褐色脂肪組織を蓄積することができる。

ちなみに、何らかの原因で臍帯循環が閉塞すると、閉塞の程度に比例して胎児の体温が上昇する。胎児が発する熱を臍帯循環から母体循環に移行させることができなくなることによる。急性臍帯閉塞の場合、胎児体温は高体温域まで上昇することがあり、その場合、脳の発達を含む胎児の成長に影響を与えることがある。

動物実験による脳障害の重大な原因となり得る程度の臍帯閉塞では、体温は急速に上昇するが脳温は一定に保たれる傾向がある。これは低酸素血症に対する脳体温調節の適応と考えられ、胎児を低酸素障害（脳代謝低下）に陥りやすい高体温から保護する生理的な利点がある。

キーワード解説 褐色脂肪組織、非ふるえ熱産生

褐色脂肪組織は満期に入る胎児の総体重の2〜7%を占めるとされ、妊娠後期の後半に増加する。
体表では肩甲骨間部から腋窩、体深部では腎臓、脊柱、縦郭周辺に存在する（図1）[2, 3]。出生後、寒冷ストレスに反応して脂肪が代謝されることにより熱を産生する。褐色脂肪組織による熱産生を非ふるえ熱産生という。

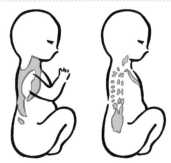

図1 新生児における褐色脂肪組織の分布

（文献2、3を参考に作成）

出生時の適応

　一般に分娩室温は25℃程度で、われわれ成人には比較的暖かな環境だとしても、新生児にとっては出生と同時に10℃以上環境温が低下することになる。出生時に寒冷刺激に曝露されることにより、非ふるえ熱産生が開始されるが、蘇生がうまくいかないなどで酸素化障害がある場合には代謝性アシドーシスを来すことにより、肺高血圧の悪化、さらに酸素化障害が増悪、非ふるえ熱産生が起こりにくくなり低体温が進み、さらに代謝性アシドーシスが進むなど悪循環に陥るので、保温のみでなく呼吸・循環を確立するために速やかな蘇生処置が必要となる。体温の異常は、低血糖や呼吸障害を来すリスクがあるため、体温を正常に保ちエネルギー消費や酸素消費を最小限にする必要がある。蘇生後もNICUへ移動中に低温環境に曝されることも多く、蘇生後から入室までこまめな体温測定と経時的な環境配慮が大切である。

　正期産児では寒冷刺激により比較的速やかに非ふるえ熱産生が開始されるが、早産児では体温調節機構の未熟性や、褐色脂肪組織が少ない、活性化させるホルモンの量も少ないため熱の産生量が少ない。

　また、断熱効果のある皮下の白色脂肪細胞が少ない、正期産児に比較して体重に対する体表面積が大きい、皮膚の未熟性が強いことから蒸散量が多いなどのため熱喪失が大きいことから、熱産生、熱喪失両方の機序で早産児は低体温に陥りやすい。

　熱喪失の機序には、伝導、蒸散、輻射、対流の４つがある（図2）[4]。複数が組み合わされることによりさらに熱喪失が加速する。出生後からいずれにも一貫して対処が必要になる。

新生児期の生理

　一般に熱産生ルートとして、①基礎代謝により発生する熱、②随意筋の運動によって発生する熱、③不随意筋の運動（shivering）によって産生する熱、④筋肉の運動によらず産生する熱の４つがある。

　新生児では、③のshiveringは起こらず、主な熱産生の方法として寒冷刺激により褐色脂肪組織において非ふるえ熱産生が行われる。熱喪失機序には前述のように伝導、蒸散、輻射、対流の４つがあり注意を払う。新生児では成人に比べて体重当たりの体表面積が３倍も大きく、熱を喪失しやすい。

　以上を踏まえ、熱の産生と喪失のバランスが保たれ、新生児の生存に最も適し

キーワード解説 伝導、蒸散、輻射、対流

伝導：児と児に接している物体間での熱の移動。接している物体が冷たいほど、接している面積が大きいほど、接している物体が金属など熱伝達率の高いものほど熱喪失が大きくなる。

蒸散：皮膚表面や気道粘膜から水が蒸発する際の気化熱による熱喪失。児の周囲環境が乾燥している、児が濡れている、早産などで児の皮膚が成熟していないことにより熱喪失は増加する。

輻射：接触していないもの同士の電磁波による熱のやり取り。温かいものから周囲の冷たいものに熱エネルギーが移動していく。熱を失うだけでなくラジアントウォーマーで児を温めることにも利用されている。

対流：児と周囲の空気との間で起こる熱の移動。児の周囲に空気の流れがある、室温が低い、児が空気に曝されている面積が大きいほど熱の喪失は大きくなる。

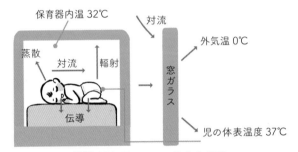

図2 新生児における熱喪失経路

（文献4を参考に作成）

た温度である中性温度環境を目指す。

　新生児低体温の症状としては、not doing well、網状皮斑、皮膚色蒼白、顔面紅潮、皮膚硬化症、徐脈、無呼吸、新生児遷延性肺高血圧症（PPHN）などがある。環境整備を行っても低体温が続くときや深部温が皮膚温より低いときには、内因性の疾患を考える。感染症、先天性心疾患、甲状腺機能低下症、脱水、頭蓋内出血、痙攣、薬物離脱症候群などである。

　また、生後早期の高体温は約1%にみられる。高体温は1〜2℃の上昇でさえ脳障害のリスクがあり、注意が必要とされる。症状は頻脈、多呼吸、易刺激性、無呼吸、周期性呼吸などがあり、原因としては90%が過熱、つまり温め過ぎが多いとされる。環境温、掛物の過剰に注意する

　そのほかに甲状腺機能亢進症、光療法、感染、薬物離脱症候群、また、飢餓熱、痙攣、頭蓋内出血、水頭症、仮死などが鑑別に上がる。

どうケアにつなげるか？

今まで見てきたように児をとりまく温度環境は安定していた胎児期から、自ら体温を調整しなければいけない出生時期、新生児期に劇的に変化します。他の項目でも学んだ通り呼吸・循環を始めとし、その他、さまざまな変化に新生児は対応しなければいけません。当然、早産児や新生児仮死、墜落産などで温度環境に対応しきれない新生児もいます。そこがわれわれ周産期医療スタッフの腕の見せ所です。

生理の知識をどのようにケアに生かしたらよいか

一見、新生児の体温が正常に保たれていても中性温度環境ではなくて、体温を維持するためにたくさんの酸素、エネルギーを消費していることもあり得ます。

中性温度環境（A）ではないけど体温調整可能な温度にいて、つまりは最も適した範囲からずれてはいますが、熱産生の亢進により見かけ上、低体温に陥っていない低温環境（B）、もしくは汗をかくことなどによって高体温になっていない高温環境（B'）になっていていないか常に考えてみましょう（図3）[3、7]。

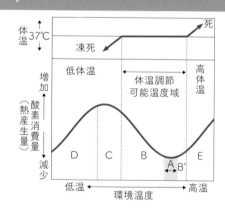

図3 環境温度の変化に対する恒温動物の反応

（文献 3、7 を参考に作成）

新生児の体温が至適範囲にあっても環境温が中性温度環境から外れている場合にはいずれ体温異常となる可能性があります。全ての新生児において出生後の低体温、高体温は新生児死亡率を増加させるといわれているから新生児の保温は極めて重要ですね[8]。ある一時点の体温だけで正常、異常を判断せずにその推移を見守ることが重要になります。知識と五感を使って中性温度環境を目指しましょう。

体温の異常があった場合には、その測定値が正確かについてチェックしましょう。安静時に測定したか、体位に関係なく再現性はあるのか、測定方法は適切かなどを再確認しましょう。原因の鑑別には皮膚温と深部温の同時測定を行うことが有用です（表）[3, 9～13]。

表 新生児の低体温・高体温の原因

	高体温	低体温
外因性	・皮膚温≧深部温 ・夏季熱などの高温度環境 ・着せ過ぎ ・サーボコントロールの異常 ・温室効果	・皮膚温＜深部温 ・出生後の処置の問題（羊水の拭き取りが不十分、寒い環境へ長時間放置） ・患児輸送中の問題 ・新生児室内の気温の低下 ・サーボコントロールの異常などによる保育器内の気温の低下
内因性	・皮膚温＜深部温 ・感染症 ・頭蓋内出血・痙攣などに伴う中枢性発熱 ・脱水、飢餓熱 ・甲状腺機能亢進症 ・薬・輸血などの発熱物質 ・新生児・乳児消化管アレルギー	・皮膚温≧深部温 ・敗血症、髄膜炎 ・中枢神経系異常 ・甲状腺機能低下症 ・低出生体重児 ・Late preterm 児

（文献 3、9～13 を参考に作成）

早産である場合

・蘇生処置はラジアントウォーマー下で行う。室温に気を配り、ドアを開けたままにしないなど気を配る。頭と体をプラスチックラップで包み蒸散、対流を抑える。

・体温調整可能域が狭いため体温測定回数を増やして、環境温調整を行う。リネン、帽子なども活用する。

・低緊張で手足を伸ばしたままにしてしまい、熱喪失を増加させることのないよう体位にも注意する。

・処置時に保育器開放のため加温・加湿を高設定にしたが、処置終了後、保育器の設定をそのままにして高体温になることもあるので注意する。

・各施設の温度・湿度環境により、保育器内温度への影響は異なる。施設ごとに検討することが安定した体温管理につながる。

搬送時、低体温となっていた児に対して

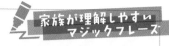

　入院した時に赤ちゃんの体温が低くなったので驚かれたと思います。赤ちゃんは周囲の温度によって体温がとても変化しやすいです。今回のように少し寒い環境に曝されただけで体温が下がりやすいです。

　大人のように体をぶるぶるふるわせたり、体を大きく動かして熱を作ることができないのです。入院後には温かい環境の保育器に入ってもらい、現在は体温が上がってきています。

　今後もこまめに体温を観察しながら赤ちゃんが快適でいられるように注意していきますね。それでも体温の異常がみられるときには、感染症などの病気が隠れていることもあるので、血液検査やエコー検査を繰り返し行っていくことにします。

引用・参考文献

1) Asakura, H. Fetal and neonatal thermoregulation. J Nippon Med Sch. 71 (6), 2004, 360-70.
2) Aherne, W. et al. The site of heart production in the newborn infact. Proc R Soc Med. 57 (12), 1964, 1172-3.
3) 仁志田博司. "体温管理と保温". 仁志田博司編. 新生児学入門. 第5版. 東京, 医学書院, 2018, 123-31.
4) 山崎千佳. 保育器管理. Neonatal Care. 20 (5), 2007, 451-6.
5) Hey, E. et al. The optimum thermal environment for the naked babies. Arch Dis Child. 45, 1970, 328-34.
6) Klaus, MH. et al. "The physical environment". Klaus&Fanaroff's Care of the High-Risk Neonate. 6th ed. Philadelphia, Elsevier, 2013, 132-50.
7) Klaus, M. et al. "The physical environment". Care of the High-risk Neonates. 5th ed. Philadelphia, Saunders, 2001, 656p.
8) Mullany, LC. et al. Risk of mortality associated with neonatal hypothermia in southern Nepal. Arch Pediatr Adolesc Med. 164 (7), 2010, 650-6.
9) 大岡麻里. 体温異常. with NEO. 35 (2), 2022, 210.
10) 中西秀彦. 高体温. Neonatal Care. 29 (1), 2016, 90-5.
11) 中西秀彦. 低体温. Neonatal Care. 29 (2), 2016, 184-9.
12) 有光威志ほか. "発熱, 体温低下". 新生児のプライマリ・ケア. 日本小児科学会新生児委員会編. 東京, 診断と治療社, 2016, 163-5.
13) 平清吾. 体温異常. ペリネイタルケア. 36 (7), 2017, 664-8.

名古屋市立大学大学院医学研究科新生児・小児医学分野病院助教
岩田幸子 いわた・さちこ

時系列で押さえる　**赤ちゃんの生理**

　胎内から乳児期早期にはサーカディアンリズムがない、というのが定説であった。しかし、近年、メラトニンやコルチゾールなどホルモン分泌の研究により、胎児期リズムから生後、昼夜に同調したリズムを獲得していくまでの過程への解明が進んでいる。

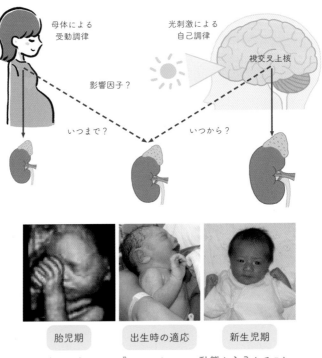

メラトニンやコルチゾールのホルモン動態から分かること
（写真は家族の許可を得て掲載）

胎児期

胎児の体内時計

　胎児にも 24 時間周期リズムを司る体内時計が存在する。胎児の体内時計を制御するのは、網膜に入力される光刺激よりは、胎盤を自由に経由するメラトニン作用の可能性、他の感覚入力（母親の声や体動など）が働いている可能性がある。そして、理由は明白ではないが、母親と逆位相の胎児型 24 時間周期リズムに支配されていると考えられている。

出生時刻を起点とするあらたな周期の形成

分娩に伴い生じる下垂体・副腎皮質ホルモンのサージの影響を受け、出生時刻を起点とするあらたな周期が形成される。これは、既存の胎内リズムを凌駕するが、数日内に消退する一時的なものと推測される。

サーカディアンリズムの獲得

新生児は、3時間前後の授乳間隔に合わせて睡眠と覚醒を繰り返すウルトラディアンリズムに支配されつつ、昼夜の明暗周期などの環境に同調することで、胎内リズムから脱却し、あらたなサーカディアンリズムを獲得していく。

胎児期の生理

　ヒトは地球の自転による24時間周期の昼夜変化に同調し、体温やホルモン分泌など、体内環境を変化させる機能、すなわちサーカディアンリズムを保有している。そのリズム信号を発信するのが、脳内の視床下部、視交叉上核に存在する体内時計であり、光刺激によって、体内時計は制御されている。視覚発達上、胎生26週時には開眼し、光を感知可能とされる。

　しかし、子宮内では周期性のある光刺激はないため、サーカディアンリズムは存在しないと考えられていた。一方、母親のメラトニンは胎盤を自由に通過しており、母親の会話や体動などの感覚入力を通じて、胎児の体内時計に明暗刺激と同等の情報を間接的に伝えている可能性がある。

　Serón-Ferréらは、帝王切開予定57人の研究ボランティアに対し、執刀時刻を0時から24時まで4時間ごとに振り分け、手術開始時の母体と児の臍帯動静脈血を採取した[1]。これらの検体を用いて母子のコルチゾール血中濃度の日内変動を推定したところ、母体では起床直後に高値を取る成人型リズムに合致する分布が認められたのに対し、臍帯動脈血では、母体から8時間遅い時刻に明確なピークを認める分布が観察された（図1）[1]。

　陣痛開始前の予定帝王切開手技が、母子のコルチゾール産生に大きな影響を与えないと仮定するならば、子宮内の胎児が母体と時差を伴った明確なサーカディアンリズムを持っていると考えられる。

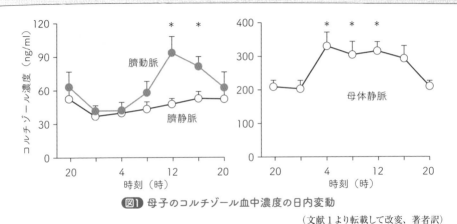

図1 母子のコルチゾール血中濃度の日内変動

（文献 1 より転載して改変、著者訳）

キーワード解説 **サーカディアンリズム**

24 時間周期の外的昼夜環境に同調する、体内に刻まれるリズム。リズムの中枢は脳内の視床下部、視交叉上核に存在し、光刺激によって調整される。

出生時の適応

　筆者らは、新生児のコルチゾール分泌の制御因子を解明するための一連の研究を進めてきた。その一つ、NICU 入院児において、生後まもなくより 3 時間ごと、数日間にわたって唾液コルチゾールを追った研究では、前述の Serón-Ferré らが認めた「夜型の胎児型リズム」に合致する新生児のコルチゾールのピークを認めた [2]。それと同時に、出生時刻から約 3 時間後に非常に大きなコルチゾールのピークが形成され、胎児型リズムと同様に 24 時間周期性を有することが分かった（**図2**）。

　分娩という一大イベントは、生まれてくる児にとっても子宮外環境への着地を賭けた闘いであり、生存に関与する多くのホルモンのアップレギュレーションが必要となる。出生時刻周辺に下垂体・副腎皮質ホルモンのサージが発生し、これが胎児の持つ夜型のリズムに第二のピークをセットしたと推察される。出生時刻と関連したピークは、元々持っていた胎児型リズムによるピークよりも大きいこと、新生児のコルチゾール値は、哺乳時刻や、処置による痛み・苦痛にも影響を受けることなどから、これまで胎児型リズムが認識されていなかった可能性は否めない。一方、第二のリズムは、分娩サージ以降、リズムを維持する入力がないため、生後数日で消退すると考えられる。

生後数日間、3時間ごとに採取した唾液中コルチゾール値に規則性は見い出せず

出生後時間経過に変換すると、24時間周期性が確認された

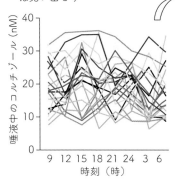
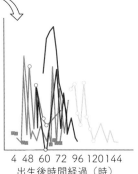

図2 唾液中のコルチゾール値の変動

キーワード解説 胎児型リズム

コルチゾール分泌の研究により、胎児のサーカディアンリズムは、母体と逆位相を有するリズムと推定される。

新生児期の生理

　新生児は、3時間前後の授乳間隔に合わせて睡眠と覚醒を繰り返すウルトラディアンリズムに支配されつつ、昼夜の明暗周期などの環境に同調し始める。**図3**に示すのは、生後すぐから連続的に体動計を装着した同一乳児の記録である。生後1週間は、昼夜関係なく数時間ごとの覚醒（黒棒）を認めるが、生後3週間目には、日中の活動連続性が高まる一方、夜間まとまった睡眠をとっている（赤矢印）。ちなみに、生後8日目には、ほぼ同じ時間帯に入眠しており（赤枠）、24時間の周期性が確立されている。

　では、新生児の夜間睡眠時間の確保に必要な要素は何であろうか。健常新生児1,300人の睡眠状況について、1カ月健診時に質問紙調査を行った筆者らの研究では、経産婦の場合や、規則性がある生活習慣、中でも夜21時までに消灯する場合、児の夜間睡眠時間が有意に長くなることが明らかになった[3]。これは、日中の感覚刺激が多く、生活リズムが固定化していることが、昼夜リズム獲得へ影響している可能性がある。

　また、同調査では、春に出生した児は秋に出生した児よりも1時間以上も夜間睡眠が長いことが確認された。先行研究には、生後8週間時点での夜間メラトニ

ン分泌量は、日照時間が短い秋冬出生児の方が、春夏出生児に比べて有意に高値であったこと、しかし、生後16週時のメラトニンにおいて、出生時季節間の有意差が消失した、との報告がある[4]。胎児期に母体由来のメラトニンの作用で記憶された睡眠形態が、新生児期も継続している可能性と、その後、児自身のメラトニン分泌能獲得にて、上書きされる可能性を示唆している。

前述の生後からコルチゾール分泌を追ったわれわれの研究で、NICU入院児においては、生後4週間経過しても、朝より夕方の方

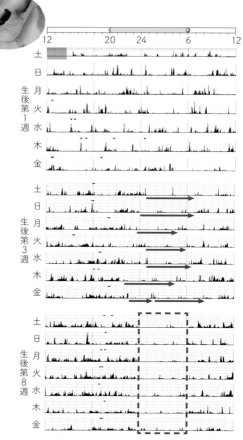

図3 生後すぐから連続的に体動計を装着した同一乳児の記録

が高くなる「胎児型リズム」が保持されていた[5]。

以上の蓄積された研究結果から、新生児期においては、胎内環境の影響を残しつつ、明暗刺激を中心としたさまざまな体外環境からのインプットに同調し、新生児自身の睡眠を調整していることが推察される。胎児リズムが消退し、あらたにリズムを形成するのか、胎児リズムを生かしつつ睡眠位相が揃うのかは明らかでないが、少なくとも、変化に乏しい環境下では、生後のサーカディアンリズム形成が遅延する可能性が高い。

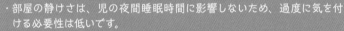

キーワード解説　メラトニン

松果体において生合成されるホルモン。日中の明るい光によってメラトニンの分泌は抑制され、夜間に増加するという明瞭な日内リズムがあり、サーカディアンリズムの調整機能を有する。

どうケアにつなげるか？

胎児も、お母さんを通して、リズムのある生活を送っています。それが、娩出時にいったんリズムがリセットされ、また、生後早期は、授乳リズムが小刻みであるため、昼夜の区別がつきにくいものです。
しかし、明暗刺激を通じて、赤ちゃんは、昼夜を意識した24時間周期に合わせるべく、夜間にまとまった睡眠を取るように変化していきます。

生理の知識をどのようにケアに生かしたらよいか

赤ちゃんの夜間睡眠時間はすなわち、母親の夜間睡眠時間に密接に関与します。よって、新生児の夜間睡眠時間を確保するために、
・定時消灯。夜間授乳などの育児ケアは、可能な限り照明を落とします。
・児の睡眠に関わらず、定時に朝陽を入れます。日中もカーテンを開け、自然光を取り入れます。
・部屋の静けさは、児の夜間睡眠時間に影響しないため、過度に気を付ける必要性は低いです。
・授乳形態は、母乳の方が、混合ないし人工乳での育児より、夜間睡眠時間は長い傾向にあります。ただし、この関係性は、原因か結果かは不明です。まずは、お母さんの夜間睡眠を確保できる授乳方法を優先しましょう。

適応障害や早産の場合

・動睡眠・静睡眠・覚醒の小刻みなサイクル自体は、環境因子に左右されないが、睡眠覚醒リズムを基盤としたサーカディアンリズムの発達には、生後、明暗周期をはじめとした環境要因の影響を受ける。
・明暗差や24時間周期に乏しいNICUに入院管理される早産児の場合、リズム獲得の遅延や昼夜逆転といったトラブルが生じやすい。状態が許す限り、入院中であっても、明暗周期環境を阻害しない、日中家族面会を通じて、親子接触で覚醒時間を増加させ、一日の生活リズムを作ることを支援したい。

母子の睡眠は密接に関与する

　生後間もない赤ちゃんは、授乳ごとの小刻みな覚醒と睡眠を繰り返します。産後の生活は、家族、特に授乳の中心になるお母さんの睡眠が削られることが多く、より重度の負担になりがちです。母子の睡眠は密接に関与しますので、赤ちゃんがいかに夜間まとまった睡眠をとるかが重要となります。

　胎内で、お母さんのリズムを感知していた赤ちゃんも生後しばらくは、胎外の昼夜を意識した生活にすぐに順応するわけではありません。よって、新生児は、睡眠パターンが昼夜逆転しやすい時期です。夜間睡眠の割合を増やすべく、朝陽を活用し、日中は明るい所で過ごすことを心掛けましょう。お母さん自身が、赤ちゃんの睡眠に引っ張られ過ぎないよう、起床と就寝時間の固定、特に夜間の定時消灯は大切です。新生児の睡眠深度は浅く、細切れ具合も個人差が大きいものです。母子ともに十分な睡眠がとれないことで育児不安が募る場合は、私たちにご相談ください。

引用・参考文献
1) Serón-Ferré, M. et al. Twenty-four-hour pattern of cortisol in the human fetus at term. Am J Obstet Gynecol. 184 (6), 2001, 1278-83.
2) Iwata, O. et al. Diurnal cortisol changes in newborn infants suggesting entrainment of peripheral circadian clock in utero and at birth. J Clin Endocrinol Metab. 98 (1), 2013, E25-32.
3) Iwata, S. et al. Dependence of nighttime sleep duration in one-month-old infants on alterations in natural and artificial photoperiod. Sci Rep. 17, 2017, 44749.
4) Sivan, Y. et al. Melatonin production in healthy infants : evidence for seasonal variations. Pediatr Res. 49 (1), 2001, 63-8.
5) Kinoshita, M. et al. Paradoxical diurnal cortisol changes in neonates suggesting preservation of foetal adrenal rhythms. Sci Rep. 18, 2016, 35553.

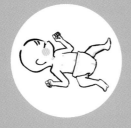

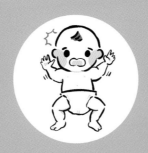

第2章

赤ちゃんの
サインと評価

22 原始反射

名古屋大学医学部附属病院新生児部門

鈴木紗記子 すずき・さきこ

評価法の意味

原始反射って、どんな意味があって、どんなことが分かるんですか？

 原始反射は、赤ちゃんの神経系の発達や異常を見つける手掛かりとなります。詳しく見ていきましょうか。

　原始反射は、中枢神経系がまだ発達途中である新生児に見られる特異的な反射である[1]。原始反射は、見られるべき反射が適切な時期に見られ、消失すべき時期に消失するかどうかによって、神経系の発達や異常を見つける手掛かりとなる[1]。また、反射に明らかな左右差が見られる場合にも異常を疑うきっかけとなる[1]。

　新生児期に見られる代表的な原始反射としては、モロー反射、吸啜反射、手掌把握反射、足底把握反射、ギャラン反射、自動歩行などが挙げられる[1]。それぞれの消失時期を 表 に示す。

キーワード解説 原始反射

原始反射は見られるべき反射が適切な時期に見られ、消失すべき時期に消失することが重要である。

表 新生児期に見られる原始反射と消失時期

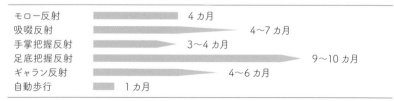

反射	消失時期
モロー反射	4カ月
吸啜反射	4〜7カ月
手掌把握反射	3〜4カ月
足底把握反射	9〜10カ月
ギャラン反射	4〜6カ月
自動歩行	1カ月

実際の評価方法

原始反射って、そんな意味があるんですね。でも実際、どう評価するんですか？

よし、これから一緒に観察してみましょう。

モロー反射（図1）

児の頭を持ち上げて急に落下させる動作や大きな音を出すことにより、両上肢を開いた後、抱きつくように上肢を屈曲させる[1, 2]。

吸啜反射（図2）

乳首や検者の指を口に入れると強く吸い付き吸啜する[1, 2]。

手掌把握反射（図3）

児の手掌に検者の指を当てると指を屈曲させて握りしめる[1, 2]。

足底把握反射（図4）

児の足の指のつけ根を検者の指で圧迫すると足指全体が屈曲する[1, 2]。

ギャラン反射（図5）

児を腹臥位にし、児の脊柱の側方を検者の指でゆっくり上方から下方にこすると、こすった側の体幹が彎曲する[1, 2]。

自動歩行（図6）

児を脇の下で支え足底を台につけ上体を軽く前方に傾けると、両足を交互に曲げ伸ばし歩行しているような動作をする[1, 2]。

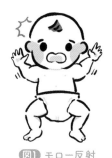

図1 モロー反射

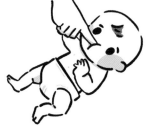

図2 吸啜反射

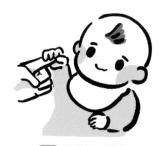

図3 手掌把握反射

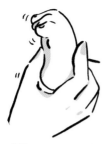
図4 足底把握反射

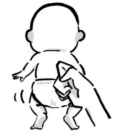
図5 ギャラン反射

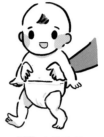
図6 自動歩行

どうケアにつなげるか?

 つまり、見られるべき反射が適切に見られることを確認し、神経系の異常が見られないかを評価しているわけです。

なるほど、じゃあケアにどうつなげたらいいんですか?

 原始反射の多くはケアのたびに毎回評価する必要はありません。入院時や状態の変化があった時など必要に応じて確認し、神経系の異常が見られないか評価しましょう。また、神経系の評価のためだけではなく、こういった反射が見られることを念頭においてケアを行うことも有用だと思います。

　モロー反射、吸啜反射、手掌把握反射などの原始反射の減弱や消失が見られる場合には、重篤な脳障害が疑われる[2]。モロー反射に左右差が見られる場合には、腕神経叢麻痺を疑う所見である[2]。

　また、消失すべき時期に原始反射が消失せず、亢進した状態が続く場合にも重篤な脳障害を疑う[2]。早産児では原始反射の発現が弱いが、成熟とともに強くなる。

　吸啜反射は、母乳やミルクを飲むために必要な反射であるが、離乳食を開始する時期には反射が弱まり、自分の意志で食べることができるようになる。手掌把握反射は自分の意志で物を掴むことができるようになる時期に、足底把握反射は独歩を開始する時期には消失する。

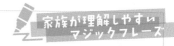

赤ちゃんの発達を見る目安の一つ

　原始反射は生まれつき赤ちゃんに見られる反射で、赤ちゃんの発達を見る目安の一つです。原始反射は見られるべき反射が適切な時期に見られ、消失すべき時期に消失することが重要となります。反射の種類によってはうまく出ないものもあるため、反射が見られないからといってすぐに異常というわけではありません。

　また、消失すべき時期の目安はあるものの個人差もあるため、消失せず持続しているからといってすぐに異常というわけでもありません。原始反射のいくつかは、赤ちゃんがお母さんのお腹の中から出てきて外の世界で生活していくために必要な機能を備えています。赤ちゃんの発達が進むにつれて消失していきます。

引用・参考文献
1）仁志田博司ほか. "発育・発達とその評価". 新生児学入門. 第5版. 仁志田博司編. 東京, 医学書院, 2018, 30-1.
2）河野寿夫ほか. "神経系の機能". ベッドサイドの新生児の診かた. 改訂2版. 河野寿夫編. 東京, 南山堂, 2009, 118-21.

Memo

Apgar スコア

名古屋市立大学大学院医学研究科新生児・小児医学分野病院助教

津田兼之介 つだ・けんのすけ

評価法の意味

Apgar スコアって生まれた子には全例つけてますよね。あれってスタッフ全員ができないとだめですか？

Apgar スコアをつけるのは、出生直後の新生児の状態評価のためだけではないんですよ。詳しく見ていきましょう。

> **キーワード解説** Apgar スコア
>
> 皮膚色、心拍数、刺激に対する反応、筋緊張、呼吸努力の5項目をそれぞれ2点満点で判定する（計10点満点）。出生直後の新生児の状態評価のみならず、蘇生処置への反応を評価するものとしても用いることができる。

Apgar スコア[1]は、米国の麻酔科医 Verginia Apgar 博士が提唱したもので、出生後1分、5分の時点での皮膚色、心拍数、刺激に対する反応、筋緊張、呼吸努力のそれぞれを2点満点で判定（計10点満点）し、その合計点によって児の状態を評価する（**表**）[2]。観察項目のうち皮膚色、心拍数、呼吸の3つは循環系や呼吸の指標、一方、刺激に対する反応、筋緊張の2つは中枢神経系の指標と捉えることができる[1]。

出生児の胎外環境への適応に向けての処置や新生児蘇生法（neonatal cardiopulmonary resuscitation ; NCPR）を行いながら同時進行で観察し採点しなくてはならないため、観察項目、評価方法を習得しておく必要がある。

Apgar スコアの各項目は、同じ点数配分で評価されている。しかし、それぞれの項目には点数がつく順番がある、つまり仮死から回復していくには順番があるということを知っておく必要がある。例えば、自発呼吸がなく人工呼吸を行っている場合、多くは心拍の低下を伴い、皮膚色も悪いことが多い。自発呼吸が出現しないのに、反射の回復や筋緊張が回復することはない。換気が適切に行われると、まずは心拍数が改善する。それに伴い血液の酸素化が改善し、皮膚色の回

表　Apgarスコア

観察項目	0点	1点	2点
皮膚色	中枢性チアノーゼ	末梢性チアノーゼ	全身ピンク
心拍数	0回／分	＜100回／分	≧100回／分
刺激に対する反応	反応なし	顔をしかめる	啼泣あり
筋緊張	四肢がだらりとしている	軽度の四肢屈曲	四肢の活発な動きあり
呼吸	無呼吸またはあえぎ呼吸	弱い啼泣	強い啼泣

（文献2を参考に作成）

一般的に0〜3点がⅡ度仮死、4〜6点がⅠ度仮死、7〜10点が正常とされる。Apgarスコア5分値が7点未満の場合には7点を超えるまでは5分ごとに20分まで評価を継続することが推奨されている。

復がみられる。血流と酸素化が改善すると呼吸中枢がある脳幹部が賦活化され、自発呼吸が出現する。従って、生後10分で自発呼吸がなく人工呼吸を継続中であれば、Apgarスコアは心拍数と皮膚色の改善のみであるから最高でも4点にしかならない。

　Apgarスコアの医学的意義は、1分値は臍帯動脈血pHとほぼ相関し、新生児仮死の指標といわれている。また、5分値は生命予後[3, 4]や低酸素性虚血性脳症（hypoxic-ischemic encephalopathy；HIE）を始めとした神経学的後遺症[4, 5]、さらには長期的な学習能力[6]と相関することが報告されている。

実際の評価方法

Apgarスコアに点数のつく順番があるというのは驚きでした。でも実際、どう評価するんですか？

では、これから一緒にスコアをつけてみましょう。

　活気のある新生児の場合、生後1分と5分で記録するのが一般的である。ただし、Apgarスコア5分値が7点未満の場合には7点を超えるまでは5分ごとに20分まで評価を継続する（図）。

皮膚色

中心性・末梢性チアノーゼの有無を皮膚色から判断する。中心性チアノーゼは体幹・口唇・舌で判断し、末梢性チアノーゼは四肢の皮膚色から判断する。全身チアノーゼもしくは蒼白であれば0点、中心性チアノーゼはなく末梢性チアノー

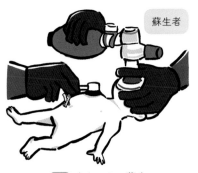

図 赤ちゃんの蘇生

生まれた新生児は蘇生者が立っている側を
頭にして寝かせて評価を開始する。

ゼであれば1点、チアノーゼを認めず全身ピンク色であれば2点となる。

心拍数

心拍数が確認できない場合は0点、100回／分未満の徐脈の場合は1点、100回／分以上であれば2点である。心拍数の評価は、直接聴診器で左前胸部を聴診し、6秒間でその数を数え、10倍すれば1分当たりの心拍数となる。

刺激に対する反応

足底の刺激、もしくは吸引などの中咽頭または鼻腔刺激に対する反応を観察する。反応のない場合は0点、顔をしかめる程度の反応は1点、啼泣または咳・くしゃみなどのしっかりした反応が見られる場合は2点とする。

筋緊張

正常新生児では、四肢を屈曲した体位を取る。四肢が伸び、だらんとしている場合は0点、いくらか四肢を曲げる程度で1点、四肢を屈曲し活発に動かしていれば2点とする。

呼　吸

気道確保を（必要であれば吸引も）行った後、第一啼泣およびしっかりとした呼吸があるかを確認する。全く自発呼吸がない、もしくはあえぎ呼吸であれば0点、強く泣く、規則的な呼吸が認められれば2点、それらに当てはまらない弱々しい泣き声、もしくは不規則な浅い呼吸、努力呼吸を認める場合は1点とする。あえぎ呼吸も0点であることが重要である。

上記5項目を採点し、その合計を算出する。Apgarスコアの評価は主観的である。特に呼吸努力や筋緊張、皮膚色は評価者によって判定が異なる場合が多い。

どうケアにつなげるか？

Apgar スコアは出生直後の新生児の状態評価のみならず、蘇生処置への反応を評価するものとしても用いることが分かったかと思います。蘇生に反応すると、心拍数→皮膚色→呼吸→反射→筋緊張の順に回復するということを覚えておいてください。言葉ではなくストーリーで理解しておくことが重要です。

なるほど。でも Apgar スコアを実際蘇生の場でつけるとなると、どんなことに気を付ければいいですか？

出産に立ち会うと Apgar スコアをしっかりつけなきゃ、となりがちですが、1 番大事なのはスコアをつけることではなく NCPR に沿って必要な蘇生処置を行うことです。また、Apgar スコアが低かったときには、蘇生による反応が悪いのか、それとも Apgar スコアに影響を与えるような別の要因がないか考える必要があります。

Apgar スコアと NCPR との関係

Apgar スコアの点数をつけてからその点数に応じて蘇生の要否や蘇生法を決定するのではなく、出生した児の状態が悪ければただちに蘇生を開始すべきである。NCPR で重要なのは、生後 1 分以内に人工呼吸が必要な状態かを判断することにある。つまり、1 分値の Apgar スコアの採点を待ってはいけない。NCPR アルゴリズム[7] に従った蘇生では、Apgar スコアを採点するのに必要な筋緊張は出生時に評価するが、皮膚色、刺激に対する反応の評価は必須ではない。

このような児では、蘇生に並行して各項目についても留意、もしくは記録しておく。その後、蘇生の振り返りの段階で Apgar スコアを採点する。つまり、Apgar スコアは新生児の全身状態の客観的評価や蘇生への反応に関する情報としては有用だが、スコアそのものを、蘇生の必要性や蘇生の開始時期の判断には使用できない点に注意が必要である。

また、生後 10 分を超えて Apgar スコアの評価が必要な児（＝ 7 点未満）では、低体温療法の適応になる可能性がある。低体温療法が必要となる児が高体温であると予後不良であることが知られている。そのため、蘇生時において過度の低体温は避けるべきであるが、高体温とならないような体温管理が必要とされる。

自分がつけた Apgar スコアが低いと「こんなに悪いはずがない」とどうしても高い点数をつけたくなってしまう。しかし、必ずしも Apgar スコアが低いことは蘇生への反応性を示すとは限らない。Apgar スコアに影響を及ぼす因子についても知っておく必要がある。

Apgar スコアに影響を及ぼす因子

・チアノーゼは、経皮的動脈血酸素飽和度（SpO$_2$）ではなく、還元型ヘモグロビン濃度（≧5g/dL）で定義される。総ヘモグロビン量によって認識の差が出ることを知っておく必要がある（貧血ではチアノーゼは現れづらく、多血ではチアノーゼがみられやすい）。

・全身麻酔下での緊急帝王切開で出生した場合、麻酔薬の経胎盤的移行によりsleeping baby として出生する場合がある。この場合心拍数は保たれているが、刺激への反応低下、自発呼吸の抑制、筋緊張の低下を認める。

・神経筋疾患がある場合、出生時に呼吸が出現せず、筋緊張も低下、刺激に対する反応も乏しいため、しばしば重症仮死として扱われる。

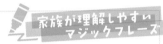

① Apgar スコアは曖昧さをもった指標である

Apgar スコアは分娩方法や在胎週数、さらに評価者によって変わり得る。10 点が必ずしも満点であるとは限らないし、同じ 7 点でも児の状態が同じとは限らない。

②仮死があると強調し過ぎない

Apgar スコアが低い＝仮死と考えてしまいがちだが、Apgar スコアにはさまざまな因子が影響するため、常にその関係が成り立つとは限らない。新生児仮死を診断するためには、仮死に至った過程について産科医と協力して検討する必要がある。「仮死」という言葉は家族にとってインパクトが大きい。丁寧な説明が求められる。

引用・参考文献

1) Apgar, V. A proposal for a new method of evaluation of the newborn infant. Curr Res Anesth Analg. 32 (4), 1953, 260-7.
2) American Academy of Pediatrics Committee on Fetus and Newborn. et al. The Apgar Score. Pediatrics. 136 (4), 2015, 819-22.
3) Iliodromiti, S. et al. Apgar score and the risk of cause-specific infant mortality : a population-based cohort study. Lancet. 384 (9956), 2014, 1749-55.
4) Futrakul, S. et al. Risk factors for hypoxic-ischemic encephalopathy in asphyxiated newborn infants. J Med Assoc Thai. 89 (3), 2006, 322-8.
5) Li, F. et al. The apgar score and infant mortality. PLoS One. 8 (7), 2013, e69072.
6) Montgomery, KS. Apgar Scores : Examining the Long-term Significance. J Perinat Educ. 9 (3), 2000, 5-9.
7) 細野茂春監. 日本版救急蘇生ガイドライン 2020 に基づく新生児蘇生法テキスト. 第 4 版. 東京, メジカルビュー社, 2021, 204p.

24 痛みの評価

医学研究所北野病院リハビリテーション科技師長

本田憲胤 ほんだ・のりつぐ

評価法の意味

> 赤ちゃんは「痛い」「やめて」と不快感を言葉で表現することができないですよね。そんな赤ちゃんが痛みを感じているかどうか分かる方法はありますか？　また、赤ちゃんの痛みや不快の強さを評価することにどんな意味があるのですか？

> 赤ちゃんの痛み、不快感の強さの評価にはいくつかの方法があります。赤ちゃんの痛みや不快感の有無や強さを把握してそれらの刺激を減らすことで、脳や精神運動発達のリスクを低減することができると報告されています。赤ちゃんの痛み伝導路の特徴も含めて、詳しく見ていきましょう。

赤ちゃんの痛み伝導路

　早産児は皮膚が薄く、いくつかの感覚受容体（マイスナー小体、パチニ小体、ルフィニ小体、メルケルン盤）の密度が高い状態にある。各感覚器とその特徴を示す。マイスナー小体は、機械受容器の一つで小さな刺激でも敏感に感知し、指先・唇・舌・顔・掌に存在する。パチニ小体は、変化と振動を感知する。ルフィニ小体は、圧力を感知する。メルケルン盤は、持続的な圧力を感知する。

　出生時すでに痛み感覚受容器から脊髄、視床までの求心路は存在する。神経線維の髄鞘化が不十分なために痛みの感覚が脳に伝わる速度は遅い。痛み刺激など身体に有害な刺激を抑制（緩和）する神経経路も未熟なため、「痛い」という感覚が強く長引く可能性がある。

　新生児期には、痛みの伝導路はすでに存在するが未発達である。そのため痛み刺激の区別が未熟で、痛み刺激と圧迫刺激などの、他の刺激と混同してしまうことがある。つまり、大人からすると普通の刺激でも赤ちゃんは痛みとして感じている可能性がある。

新生児期の髄鞘化

　新生児の頸髄後角は感覚神経線維である A β 線維からの入力が主となる。脊髄の発達とともに成熟し、成人では痛覚の機能を司る A δ、持続する鈍い痛みを伝達する C 線維がシナプスを形成していく。脊髄から視床へ向かう上行路は胎

生約5週あたりで形成されており、この時期から髄鞘化が始まる。新生児では、侵害刺激情報に対してA線維を主体とする感覚入力情報が強調され、鈍い痛みを伝えるC線維からの信号が少ない。

大脳皮質における感覚の発達

感覚神経の発達は、皮質下層ニューロン（サブプレートニューロン〔subplate neuron；SP〕）の役割が大きい。SPは、大脳新皮質で最も早く誕生し、脳が完成すると消失する一過性の神経細胞である。大脳皮質にあるSPから内包を経て視床へ軸索を伸ばす時、視床や他の皮質部位から大脳皮質へのSPに向けて投射してくる軸索の誘導を行う。加えて、シナプス結合するための場所を提供すると考えられている。この軸索形成が完了するとSPは神経細胞死を起こして消失する。その後、軸索と樹状突起が増殖し、皮質外層細胞の成長と分化が急速に進むことで脳回と脳溝が発達する。この経過中に異常な感覚環境に置かれると、排除されるべき細胞が残り、残るべき細胞が排除されると考えられている。つまり、繰り返される痛み刺激は神経細胞や神経ネットワーク構築に予期せぬ影響を及ぼす可能性がある。

> **キーワード解説** 神経ネットワーク構築
>
> 中枢神経系は、胎児期に構造は完成しているが機能発達は未熟である。出生児、過剰に存在する樹状突起の分枝による神経間の接続（シナプス）が除去され、神経回路の編成が起こる。

さらに、痛みによる内分泌システムの撹乱も報告されている。痛み刺激とその後の影響を考える上で視床下部－下垂体－副腎系（hypothalamic-pituitary-adrenal axis；HPA axis）も重要である。繰り返す痛み刺激により、海馬のグルココルチコイド受容体が変化して、HPA axisの負のフィードバック機構に影響を及ぼし、持続的なHPA axis亢進状態が継続することで、海馬神経の萎縮やセロトニンの相対的低下を来す可能性があるとされている。

新生児期の痛み刺激が後の中枢神経に与える影響

痛み刺激は将来の脳機能のみならず、脳の構造に影響を与える。NICU入院中に、疼痛刺激を多く受けた児ほど乳児期・幼児期・学童期・青年期まで影響がある。

痛み刺激が新生児期、乳児期、学童期に与える影響

在胎32週出生で日齢4のグループと、在胎28週出生（早産）で修正32週のグループの2群で足底から採血を実施し、その時の反応を比較している[1]。その結果、早産のグループにおいて採血刺激に対する行動反応は低下し、心拍数や酸

素飽和度の低下の割合が大きいと報告されている[1]。早産児のグループは、生まれてから評価実施までの4週間で多くの痛刺激を経験することで神経回路が変化したと考えられる。さらに、100例以上の32週未満で出生した早産児に対する疼痛刺激は、その回数が多いほど修正8カ月、18カ月の認知適応、運動発達のスコアが低かったと報告されている[2]。さらに、NICUで痛みを伴う刺激を多く受けた児ほど、7歳時点で内在的問題行動が多いことや、脳の活動性の低下、視覚認知能力の低下などが報告されている。7歳時点のMRI評価で前頭葉と頭頂部の大脳皮質が特に薄い[3]。極低出生体重児は、19〜20歳時点で海馬が小さい[4]。痛み刺激を多く受けた早産児は、白質および灰白質の成熟度が低いと報告されている。このようにNICUで受ける痛み刺激は、その後の成長・発達に影響を及ぼす。

新生児の痛みの表現方法

新生児が痛みを感じたときはどんな反応をしますか？

よし、痛みの表現方法を確認しましょう。

　新生児が痛みを感じたときの反応として大きく3つに分けることができる（表1）。一つ目が「行動指標」である。啼泣や筋緊張の上昇、手足のばたつき、脱力など児を観察することで確認できる項目である。特別な機器を使用しないため、どこの施設でも実施できるが、チューブの固定やCPAPのマスク、ポジショニングやおくるみがある場合は正確な判断が難しい。二つ目が「生理指標」である。心拍数や脈拍数、呼吸数、血圧や皮膚色の変化などがある。数値で取得することが可能であり客観的な指標となり得るが、痛み以外でも変化するため数値の変化が何によるものなのか判断が重要である。三つ目が「生化学指標」である。この指標には唾液や血中ホルモンの値などがある。生化学指標も客観的な値となるが、検体を採取するために痛み刺激を与えたり、解析まで時間を要したりするため、臨床的ではない。

表1 痛みの表現方法

	痛みに対する反応
行動指標	啼泣、四肢のばたつきや早い屈伸、Stateの大きな変化、筋緊張の上昇、全身の脱力など
生理指標	心拍数、脈拍数、呼吸数、血圧、経皮的動脈血酸素飽和度（SpO₂）、末梢循環など
生化学指標	血中アドレナリン、カテコラミン、コルチゾールなど

どうケアにつなげるか？

日々のケアで使える痛みの評価ツールはありますか？

臨床で使用する新生児の痛みの評価ツールは、多角的（行動指標・生理指標）に構成されている必要があります。複数ある新生児の痛み評価ツールに共通する項目は「啼泣」「表情」であり、痛みを評価する上で重要な項目と考えられます。新生児は、痛みを言葉で表現できないため、多角的に痛みを測定し評価することがとても大切です。評価ツールは使用に先立ち、多職種で教育やトレーニングを実施することで痛みのマネジメントやモニタリングに有用であるとされています。多角的指標で構成され信頼性と妥当性が検証されている評価ツールを確認しましょう（表2）[5]。

表2 痛み測定用ツールの特徴

ツール名	対象	指標項目	スコア
NIPS (neonatal infant pain scale)	修正 28〜47 週	・生理指標：呼吸様式 ・行動指標：顔表情、啼泣状態、腕の動き、足の動き ・処置前・中・後のスコアを採点し記録できる	0〜7
PIPP (premature infant pain profile)	修正 28〜42 週	・生理指標：睡眠覚醒状態、心拍数、酸素飽和度 ・行動指標：顔表情（眉の隆起・強く閉じた目・鼻唇溝） ・痛みの介入研究によく使用されている	0〜21
日本語版 PIPP	修正 27〜42 週	・生理指標、行動指標は PIPP と同じ ・日本の NICU で日本人が使用できることを検証したツール	0〜21
PIPP-R (premature infant pain profile-revised)	・25〜41 週 ・生後1週以下	・生理指標、行動指標は PIPP と同じ ・各指標を測定しやすいように PIPP を改良したツール	0〜21
FSPAPI (face scales for pain assessment of preterm infants)	修正 27〜36 週	・生理指標：顔色（蒼白）、全身の弛緩 ・行動指標：表情（顔のしわ形成） ・点数ではなくレベルとして評価する	レベル 0〜4
N-PASS (neonatal pain agitation and sedation scale)	23〜40 週	・生理指標：覚醒状態、バイタルサイン ・行動指標：顔の表情、啼泣、四肢の筋緊張 ・痛み以外の興奮や鎮静も測定できる	0〜13

（文献5より転載して、一部改変）

- NIPS（neonatal infant pain scale）：生理指標に呼吸様式を加え、侵襲的処置の前・中・後のスコアを採点する。術後の疼痛の評価にも使用可能。
- PIPP（premature infant pain profile）：顔表情、生理指標に加え、修正週数、睡眠覚醒状態を指標とする。
- 日本語版PIPP：PIPPを日本語に翻訳し、日本のNICUで日本人が利用できることを検証したツールである。
- PIPP-R（premature infant pain profile-revised）：2014年にPIPPが修正されたもの。顔表情や行動状態、SpO_2評価が改良されている。
- FSPAPI（face scales for pain assessment of preterm infants）〔表3〕[6]：簡便

表3 早産児の痛みのアセスメントのためのフェーススケール
（FSPAPI、ベッドサイド処置用）

レベル	0	1	2
上部顔面表情			
しわ形成部位	な　し	眉　間	眉　間 鼻　根 下眼瞼
特記事項	・処置前と同じ ・収縮性以外の動きや開眼を認めることもある	・眉弓の膨隆を認めるが、しわ形成が不明瞭なことがある。	・下部顔面：鼻唇溝を認めることもある。

レベル	3	4
上部顔面表情		
しわ形成部位	眉　間 鼻　根 額 下眼瞼（上眼瞼）	消　失
特記事項	・下部顔面：鼻唇溝と開口を認める。 ・額のしわは、水平方向のほかに、眉間に向かって斜めに走るしわもある。 ・上眼瞼のしわは低体重の場合に出現する。	・顔面蒼白や全身弛緩が出現する。 ・鎮痛法や中断によって避ける。

（文献6より転載）

に評価しやすく挿管中の早産児にも有用である。

・N-PASS（neonatal pain agitation and sedation scale）：急性痛以外の持続する痛みも評価可能である。

おわりに

外的な刺激を受けた際の受け止め方は、それぞれの<mark>赤ちゃんによって異なる</mark>。医療者からすると「ほんの小さな刺激」が赤ちゃんにとっては大きな苦痛になることがある。赤ちゃんの個別性を大切にしていく上でも疼痛評価を実施し、結果をスタッフ間で共有してケアにつなげていくことが大切である。

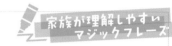

赤ちゃんの個別性を大切に

・「〇〇ちゃん、しっかりと外からの刺激を感じ取ってますね」

・「反応が良いことは元気のあらわれですね！！」

・「感じ方はそれぞれの赤ちゃんによって違います。私たちは〇〇ちゃんの特徴をしっかり勉強して日々のケアや治療に役立てます！！」

引用・参考文献

1) Johnston, CC, et al. Experience in a neonatal intensive care unit affects pain response. Pediatrics. 98 (5), 1996, 925-30.

2) Grunau, RE. et al. Neonatal pain, parenting stress and interaction, in relation to cognitive and motor development at 8 and 18 months in preterm infants. Pain. 143 (1-2), 2009, 138-46.

3) Ranger, M. et al. Neonatal pain-related stress predicts cortical thickness at age 7 years in children born very preterm. PLoS One. 8 (10), 2013, e76702.

4) Aanes, S. et al. Memory function and hippocampal volumes in preterm born very-low-birth-weight (VLBW) young adults. Neuroimage. 105, 2015, 76-83.

5) 日本新生児看護学会「NICU に入院している新生児の痛みのケアガイドライン」委員会．NICU に入院している新生児の痛みのケアガイドライン．2020 年（改定）・実用版．https://www.jann.gr.jp/wp-content/uploads/2020/04/33184eb4f0b36fec76897a60e657c46d.pdf [2022.10.5]

6) 横尾京子ほか．早産児の痛みのアセスメントツール（FSPAPI）の開発：上部顔面表情運動の定量に基づいたフェース・スケール．日本新生児看護学会誌．16 (1), 2010, 11-8.

7) 齋藤香織ほか．痛みの評価法．周産期医学．49 (8), 2019, 1099-107.

25 ポジショニング

大阪母子医療センターICU 副看護師長、新生児集中ケア認定看護師

小谷志穂 こたに・しほ

ポジショニングの意味

早産児のポジショニングってどんな意味があって、何のためにするんですか？

 早産児のポジショニングの目的は、安静保持、良肢位を保持して全身の屈筋緊張を高めること、感覚運動の経験を通して発達を促すことです。

　胎児は、子宮内で手足を曲げて身体を丸めたような姿勢で過ごしている。この姿勢が維持されることで手を口に持っていくことができ、自己制御が可能となる（図1）。また、屈筋の緊張が高まることで子宮の壁を蹴るなどの動きができるようになり、感覚運動の経験を積む。

　早産児は、在胎週数に応じた筋緊張がみられ、早く生まれるほど低緊張の状態を呈し、四肢や体幹が非対称的で平坦な姿勢をとりやすくなる[1]。子宮壁という境界が失われ、重力の影響を受け、治療やケアによるストレスにより屈筋の緊張が欠如し、手足が進展し外転・外旋する、頸部や体幹の伸筋の緊張が目立つようになる。反り返りの姿勢をとると姿勢が安定せず、手を顔や口へ持っていくなどの自己鎮静行動がとりにくいため、落ち着きにくく、反り返りを助長する[1]ことにつながる。

　ポジショニングは、ディベロップメンタルケアの方法の一つで、早産児を子宮内の姿勢（屈曲・正中位）に近づけるように囲い込みや包み込みを行うことである。ポジショニングを行う目的は、子宮内の姿勢に近づけることで、屈筋緊張を高め、感覚運動の経験を積むという状況を再現することである（表1）。

> **キーワード解説** ディベロップメンタルケア
>
> 早産児やハイリスク新生児に対して、過剰な刺激を与えないように環境調整を行い、新生児の神経行動学的な発達が阻害されないようにストレスから保護し、発達を促すように支援していくことである。

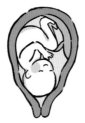
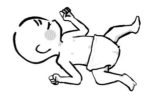

	胎　内	胎　外
環　境	・子宮壁が作るスペースがある ・安定した温度環境 ・羊水に浮かび、浮力がある	・子宮壁という境界がない ・不安定な温度環境 ・重力の影響を受ける ・音・光などの過剰な感覚刺激
姿　勢	・手足を曲げて丸くなり、頭・脊柱・足は身体の中央に収められている ・屈筋の緊張が高まる ・四肢が屈曲し、正中位へ向かう	・四肢・体幹が非対称で平らな姿勢を取りやすい ・屈筋の緊張が欠如し、伸筋姿勢となる ・四肢が進展し、外転・外旋する

図1 胎内・胎外の環境と姿勢の特徴

表1 早産児のポジショニングの目的

・安静の保持
・良肢位の保持
・屈筋緊張を高める
・感覚運動経験を促す

実際の評価方法

ポジショニングの評価は、どのようなところをみたらいいんですか？

 ポジショニングの評価は、早産児の姿勢、筋緊張や行動を観察する必要があります。

　早産児にとって理想とするポジショニングは、肢位・姿勢の良肢位の保持・非組織化行動（ストレスサイン）の緩和である [2]。

早産児が良肢位をとれているか観察する

　図2 [3] に不良肢位と良肢位を示す。

理想のポジショニングとなっているか観察する

　表2～4 [4]、図3 に理想のポジショニングと、非組織化行動（ストレスサイン）と組織化行動（安定化サイン）のポイントを示す。

ⓐ不良肢位（文献3を参考に作成）

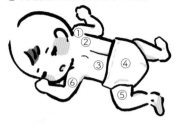

①頸部の過伸展・過回旋　②肩甲帯の拳上と後退
③体幹の過伸展　④骨盤の前傾と不動性
⑤股関節の過外転・過外旋
⑥四肢の正中位方向への動き（抗重力運動）の減少

ⓑ良肢位（家族の許可を得て掲載）

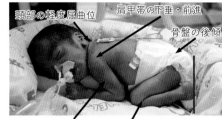

頸部の軽度屈曲位　肩甲帯の下垂・前進
骨盤の後傾

肩・股関節
の（内外転）
中間位

上肢・下肢の
屈曲位

足底と殿部が
一直線上にある

図2 不良肢位と良肢位

表2 理想のポジショニング

肢位・姿勢	生理的安定とストレス緩和
・体幹や四肢の自発的な屈曲運動を促進する ・左右対称な肢位姿勢に努める（図3） ・体幹の正中に向かう動きを促進できる ・重力に対する円滑な動きを妨げない	・呼吸の安定 ・心拍（循環）の安定 ・睡眠と覚醒リズムの獲得 ・非組織化行動（ストレスサイン）の減少

表3 非組織化行動（ストレスサイン）〔文献4を参考に作成〕

自律神経・内臓系	運動系	状態系（睡眠と覚醒）
・不規則な呼吸 ・無呼吸・あえぎ ・皮膚色の変化 ・振　戦 ・ピクつき ・凝視・あくび ・嘔　吐	・筋弛緩 ・過緊張 ・手指を広げる ・拳を握る ・顔をしかめる ・手を顔にかざす ・困惑した様子	・凝　視 ・視線を合わせない ・目を見開き緊張した様子 ・いらつき・ぐずつき ・不機嫌・啼泣 ・落ち着かない ・眠らない・すぐに覚醒

表4 組織化行動（安定化サイン）〔文献4を参考に作成〕

自律神経・内臓系	運動系	状態系（睡眠と覚醒）
・落ち着いた呼吸 ・良好で安定した皮膚色 ・安定した消化状態	・自然な姿勢と筋緊張 ・同時性のある滑らかな動き 　をする 　①手足の把握 　②模索と吸啜 　③手一口運動 　④屈曲姿勢	・はっきりした睡眠の状態 ・リズミカルで力強い啼泣 ・うまく自己調整して（慰めて）いる ・生き生きとした目で見つめたり、か 　わいい表情をしたりする 　①喃語を発する 　②見つめて微笑む

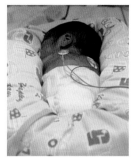

図3 左右対称な肢位姿勢（家族の許可を得て掲載）

どうケアにつなげるか？

早産児の発達を促すためには、日常から骨盤の後傾を維持することを重視したポジショニングを行うことが大切です。そのためには、早産児の肢位・姿勢や行動を常に観察することが必要です。

では、観察したことをどのようにケアにつなげたらいいですか？　ケアのポイントはありますか？

早産児の快適性を重視し、発達を促すためのポジショニングが継続できるように、一人一人の早産児の覚醒レベルや行動を観察すること、ケアのタイミングを判断して、反応に合わせて適宜ポジショニングを修正することが大切です。

早産児のポジショニング

睡眠・覚醒の状態を観察する

　早産児のポジショニングを行うときは、早産児のストレスを緩和し、快適な状態になるように支援する必要がある。まず、睡眠・覚醒の状態を観察する。睡眠の状態においても深睡眠と浅睡眠を見極めることが大切である。深睡眠時は早産児の睡眠を中断しないように介入はできるだけ避け、浅睡眠や覚醒時は突然の刺激とならないようにゆっくりと介入を始めることが早産児のストレスを軽減することにつながる。

　そして、体位変換やオムツ交換などのケアを行うときも常に早産児の行動（非組織化行動〔ストレスサイン〕や組織化行動〔安定化サイン〕）を観察する。早産児のペースに合わせて、動きの速さを調整したり、ケアを中断したりしながら、

早産児が良肢位を保持し、組織化行動（安定化サイン）が継続した状態でケアを受けられるようにする。

早産児の自動運動に対応でき快適性を重視した用具を選択する

また、発達に応じた感覚運動の発達を促すため、早産児が動きたいときに動き、動いた後に元の姿勢（良肢位）へ戻れるように支援する。そのためには、ポジショニング用具で早産児の身体を固定して子どもの動きを抑制しないよう注意が必要である。ポジショニング用具は、弾力性があり、早産児の自動運動に対応して柔軟に追従し身体境界域を変えない素材の物で、早産児の体格に応じたサイズの物を選択する。

早産児が自動運動を認めるようになると、早産児の動きによって、ポジショニング用具がずれてきたり、囲みの大きさが緩んできたりすることがある。早産児とポジショニング用具の間に隙間ができると、早産児は身体境界域を認識しにくくなる。その状態が続くと、早産児の体幹や下肢が伸展傾向になり、骨盤が前傾する。この状況により早産児は、重力に対して円滑な動きをとれなくなるため、頸部の反り返りを認めるようになる。

身体境界域を認識できるよう調整する

早産児の行動や反応を観察する中でポジショニング用具が緩んできたら、早産児が良肢位に戻れるように体位を整え、身体境界域を認識できるようポジショニング用具を修正する。骨盤の後傾を維持するためには、大腿を正中位に保ちながら屈曲位をとり、足底と殿部が直線上にあり、ポジショニング用具に密着していることがポイントである。

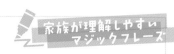

早産児の反応を観察し、反応の意味を伝える

「赤ちゃんが、お母さんのお腹の中にいる時のような丸い姿勢になるように、赤ちゃんの周りを囲っています」「赤ちゃんが快適に感じられるように、また、お母さんの子宮の壁に少しでも近づけられるように、マットなどの用具は低反発素材の物を使用しています」など、家族が早産児の生活する環境を理解し、イメージしやすいように分かりやすい表現で説明する。

また、早産児が自動運動を認めるようになると、家族は「こんなに動いて大丈夫なの？」と心配したり不安を抱いたりすることがある。

「赤ちゃんが、お尻を上げて元の姿勢に戻ったり、足を蹴った後にまた元の姿勢に戻っているのは、お母さんのお腹を蹴っていたようにお腹の中と同じような動きをして

いるんです。これは、赤ちゃんが順調に発達してきている証で、とても大切な動きなんですよ。こんなときは、話しかけたり触れたりして赤ちゃんと一緒に楽しく過ごしましょうね。赤ちゃんが気持ちよく寝ているときは、そっと優しく見守ったり、手のひらで優しく包み込むように触れ（ホールディング）たりして、一緒に赤ちゃんの成長を見守っていきましょう」などと説明する。家族と一緒に早産児の反応を観察しながら、その反応の意味を伝えながらケアを行うことが大切である。

引用・参考文献
1) 佐藤眞由美．"ディベロップメンタルケア"．NEW はじめての NICU 看護："なぜ"からわかる、ずっと使える！．佐藤眞由美編．大阪，メディカ出版，2022，22.
2) 佐藤眞由美ほか．呼吸ケアが必要な赤ちゃんにとって快適なポジショニング．Neonatal Care．19（8），2006，741.
3) 佐藤眞由美ほか．"早産児の看護ケア"．母性看護学 1：母性看護実践の基本．第 3 版．横尾京子ほか編．大阪，メディカ出版，2013，334.
4) Als, H. Toward a synactive theory of development : Promice for the assessment and support of infant individuality. Infant Mental Health Journal. 3（4），1982, 229-43.
5) 山崎武美．ポジショニングのとらえ方と注意点．Neonatal Care．16（1），2003，19.
6) 大島ゆかり．"ポジショニング"．前掲書 1．110-4.
7) 小澤未緒．"早産児・低出生体重児と家族ケアとディベロップメンタルケア"．オールカラー改訂 2 版　標準ディベロップメンタルケア．日本ディベロップメンタルケア（DC）研究会編．大阪，メディカ出版，2018，80-6.

Memo

26 General Movements（GMs）

大分大学医学部小児科准教授
前田知己 まえだ・ともき

評価法の意味

新生児の良い動きってどんなものですか？

 新生児はいろんな動きをしますが、自発運動の中で最も多く認めるのが General Movements（GMs）と呼ばれる動きです。新生児期の GMs について詳しく見ていきましょう。

General Movements（GMs）とは、発達過程の中枢神経系の活動に由来する自発的な運動である。GMs は数秒から数分間続く全身に拡がる連鎖的な自発運動で、新生児が大きい複雑な動きをしている時はほとんどが GMs である。質の良い GMs は、複雑かつ多様で滑らかに展開する（図1）[1]。

キーワード解説 複 雑

単純な四肢の屈伸だけでなく、回放運動を伴い、結果として3次元の広い空間に動く。

キーワード解説 多 様

動きの速さや大きさ、方向、力強さなどが一つの GMs の中でも変化する。また繰り返し起こる GMs がそれぞれ異なった動きの連鎖をする。

キーワード解説 滑らか

GMs は体の一部に始まり、滑らかに全身に展開し徐々に終わる。多様な要素を含むがそれらは滑らかに変化する。

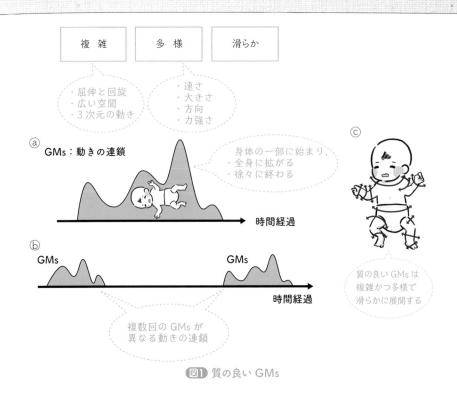

図1 質の良いGMs

実際の評価方法

良い動きかどうかを判断するのですね。どのように評価するのですか？

プレヒテルの評価法が一般的です。動きのビデオを撮って、その全体的な印象から評価します。

　プレヒテルのGMs評価法はビデオ記録を用いた評価法である。三脚などにカメラを固定して児の全身が映るように上方からビデオを撮影し、複数回のGMsを記録する。一連の動きから受ける全体的な印象から、4つのパターンに分類することで評価する（ 表 ）[1]。

　GMsの知識があれば、観察のみでも動きの質の良し悪しを認識できる。

　早産期は下肢優位にGMsが出現し、振幅も大きい（ 図2ⓐ ）。正期になるにつれて、GMsの振幅は小さくなってきて、体の近くで「もぞもぞ（writhing）」とした動きに変化する（ 図2ⓑ ）。

　CSパターンは突然全身同時に始まり、同時に終わる。屈筋と伸筋を同時に収

表 新生児期に認められる GMs パターン

略記	パターン	特　徴
N	Normal	複雑で多様で滑らかに展開する
PR	Poor Repertoire	単調、ぎこちない、など正常とするほどの質ではないが、他の異常パターンではない。
Ch	Chaotic	振幅が大きく、速く、滑らかさを欠く動きが突然始まり無秩序に展開する。
CS	Cramped Synchronized	動きが硬く、非常に単調。四肢体幹の筋がほぼ同時に収縮し、また同時に弛緩する。

PR、Ch、CS が異常パターンである。

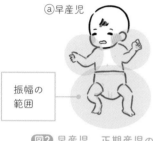
ⓐ早産児

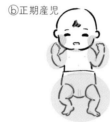
ⓑ正期産児

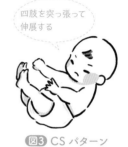
四肢を突っ張って伸展する

振幅の範囲

図2 早産児、正期産児の GMs の出現部位の違い　　**図3** CS パターン

縮させるため、四肢を突っ張って伸展することが多い（**図3**）。動きに努力を伴い、児は力を入れて苦しそうにいきみ、途中から啼泣し出すことも多い。

どうケアにつなげるか？

プレヒテルの GMs 評価法は発達予後予測に役立ちます。評価を繰り返して一貫して認める CS パターンが脳性麻痺の予測に有用とされています。運動面だけでなく、異常な GMs は低い知的発達と関連することも報告されています。

なるほど、ケアにはあまり役立ちませんか？

GMs 評価は発達予後予測に用いられていますが、脳の発達が順調だと良い GMs が出現するだけでなく、良い GMs を経験することが良好な発達につながるとも考えられています。姿勢が安定せず、突発的なぎこちない動きが目立つ場合は、姿勢を良肢位に整えるなどの対応で動きの質が向上し

ます。スムーズにもぞもぞ動けるようになれば、囲いを緩めて感覚運動体験を増やすなど、発達促進ケアの実践場面で動きの質を意識するとよいでしょう。

　わが国の脳性麻痺リハビリテーションガイドライン[2]において、「神経学的アウトカム（特に脳性麻痺）の予測にGMs評価を用いる」ことが強く推奨されている。また、「脳性麻痺を予測する目的では、新生児期のGMsで反復評価において一貫して認められるCSパターンを指標とする」とされている。

　認知機能とGMs評価の関連においては、運動発達との関連ほどの明瞭な関連は明らかにされていない。早産児はPRパターンの異常を呈し、正期相当時までに正常化することが多いが、予定日から8週後まで常に異常なGMsを呈することと、学齢期の低い知能指数が関連すると報告されている[3]。

　発達促進ケア（ディベロップメンタルケア）の際に必要な児の行動観察項目に、運動系の安定行動として"流暢で多様性を伴った運動"がある[4]。質の良いGMsはまさに流暢で多様性を持った運動である。

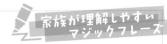

成長記録として記念にもなる評価法

　「GMs評価は特別な機械の装着が不要で児に侵襲がありません。NICUでの集中治療中でも評価することが可能です。発達を見通すには、いろんな見方での評価を組み合わせることが役立ちます。小さい時から退院まで繰り返し撮影したビデオ記録は成長記録として記念にもなるので、評価をお勧めします」

　下記の2点から評価の実施にあたっては、顔の写ったビデオを第三者と検討する旨の同意を家族に得てから実施した方がよい。
・顔の写ったビデオ記録を評価に用いること。
・トレーニングを積んだ評価者が少ないので、他施設の評価者とビデオ供覧し判定を行う体制での評価の方が正確なこと。

引用・参考文献
1) Einspieler, C. et al. "What are spontaneous movements?". Prechtl's method on the qualitative assessment of general movements in preterm, term and young infants. London, Mac Keith Press, 2004, 5-18.
2) 問川博之. "GMsの評価により神経学的予後予測は可能か?". 脳性麻痺リハビリテーションガイドライン. 第2版. 日本リハビリテーション医学会編. 東京, 金原出版, 2014, 23-5.
3) Einspieler, C. et al. The General Movement Assessment Helps Us to Identify Preterm Infants at Risk for Cognitive Dysfunction. Front Psychol. 22 (7), 2016, 406.
4) 大城昌平. "胎児・新生児の神経行動発達とディベロップメンタルケア". オールカラー改訂第2版　標準ディベロップメンタルケア. 日本ディベロップメンタルケア（DC）研究会編. 大阪, メディカ出版, 2018, 26-35.

27 NBAS（新生児行動評価）

名古屋大学心の発達支援研究実践センターこころの育ちと家族分野教授

永田雅子 ながた・まさこ

評価法の意味

NBAS（新生児行動評価）から何が分かるのですか？

NBASは、赤ちゃんの強みに焦点を当てながら、赤ちゃんの神経行動能力を評価する検査法の一つです。少し詳しくみていきましょう。

　NBASはブラゼルトン新生児行動評価（neonatal behavioral assessment scale）といい、0～2カ月まで（修正在胎37～48週ごろが目安）の新生児を対象とした、神経行動能力を評価できるアセスメントツールである。赤ちゃんが外環境や周囲の人と上手に関わることができるかどうかについて、赤ちゃんの生理機能（呼吸・循環機能など）や運動能力、視聴覚刺激を通した相互作用能力などで評価していく。その結果を踏まえることで、リハビリの導入だけでなく、赤ちゃんの成長・発達を促すためのより良い環境設定や看護ケア、育児の方法を考えることができる。その評価の基盤となるのがState（状態）である（図1）[1]。Stateは1～6段階で評価し（表1）、その状態によって、赤ちゃんの刺激の受容性・反応性が変わるため、実施する項目もStateによって変わってくる。

　28項目の行動評価項目は9点の尺度で採点、神経学的状態を評価する誘発反応項目18項目は4点の尺度で採点する。また、ハイリスク児用に、7つの補足項目が追加されており、その項目

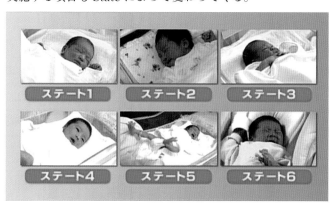

図1 State（状態）〔文献1より転載〕
〔家族の許可を得て掲載〕

キーワード解説 State

赤ちゃんの行動覚醒状態を示すもので、NBASでは啼泣・開閉眼・眼球運動・体動・顔面運動・呼吸・応答性の7側面より、Stateの判断を行う。Stateは、睡眠状態3段階（1〜3）、覚醒状態（4〜6）で評価される。

表1 State の6段階

State 1	深い眠り（quient sleep）
State 2	浅い眠り（active sleep）
State 3	まどろみ（drowsiness）
State 4	敏活（Alert）
State 5	ぐずり（活動）〔active awake〕
State 6	啼泣（cry）

を使用することで修正在胎37週以下でも実施可能とされている。

　NBASはアセスメントツールだが、現在では、より親子関係の支援に焦点を当てたNBO（新生児行動観察）というアプローチ方法や、早産児に焦点を当てたAPIB（早産児行動評価）[2]からNIDCAP（新生児個別的発達ケアと評価プログラム）[3]へと発展を遂げている。NBAS全ての項目を実施することは日常の業務の中では難しいかもしれないが、赤ちゃんの観察や評価のポイントを知っておくだけでも日常のケアに生かせるものとなる。

実際の評価法

NBASって、難しそうな印象がありますが、どう評価を行っていくのですか？

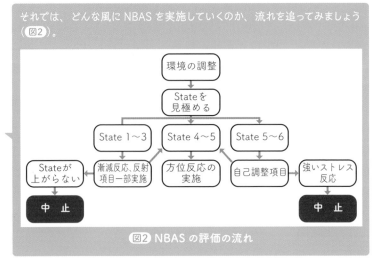

それでは、どんな風にNBASを実施していくのか、流れを追ってみましょう（図2）。

環境の調整
↓
Stateを見極める

State 1〜3 　State 4〜5 　State 5〜6

Stateが上がらない → 漸減反応、反射項目一部実施 　方位反応の実施 　自己調整項目 　強いストレス反応

中止 　　　　　　　　　　　　　　　　　　　　　　中止

図2 NBAS の評価の流れ

NBAS を実施する際には、赤ちゃんの最善のパフォーマンスを引き出すために、薄暗くて静かな部屋を利用する。また、授乳と授乳の間の時間（授乳後1時間半後ごろが目安）に開始するとよい。ミルクを飲んだ直後でもなく、お腹も空いておらず、ちょうど浅い睡眠に移行している状態に始めることで、よりストレスなく実施することができる。

表2 NBAS の評価項目

①漸減反応（habituation）

②方位反応（orientation）

③運動（motor）

④状態の幅（range of state）

⑤状態調整（regulation of state）

⑥自律神経系の調整（autonomic stability）

⑦誘発反応（reflexes）

NBAS の評価項目を**表2**に示す。赤ちゃんが眠っている状態のところから、まずは、眠っているときに刺激をどのくらい無視して、眠りを維持することができるのかをみていく（**漸減反応**〔**図3**〕[1]）。その後、一連の**反射項目**を実施していく。できるだけ負荷がかからないようにスムーズに実施していくが、触ったり刺激したりしていく中で、目を開け始める赤ちゃんは少なくない。起きてきたら、しっかりと声を掛けて目の焦点が合う位置を探し、**方位反応**を確かめる（**図4**）[1]。どのくらいの距離で、どのくらいの刺激量だと赤ちゃんの反応を引き出しやすいのかを見極めながら、赤ちゃんがどれだけ反応を返すことができるのかをみていく。また、全体を通して、**運動の成熟度**（**図5**）[1]や状態の組織化、**調整能力**を評価する。どんなタイミングで、どんな非組織化行動（ストレスサイン）を出しやすいのか、自分で落ち着こうとすることができるのか（**図6**）[1]などもみていくことで、赤ちゃんそれぞれが持つ個性を把握していく。State によってどの検査を実施するのかが変わってくるが、検査自体は、大体20分ぐらいの時間で終了する。

どうケアにつなげるか?

つまりこの評価法は、赤ちゃんのベストパフォーマンスを引き出し、強みを発見していくものです。評価の一連の流れを通して、赤ちゃんの好きな関わり方や嫌いな刺激、どうすると落ち着きやすいのか、疲れた時のサインの出し方などを赤ちゃん自身から教えてもらうものとなります。

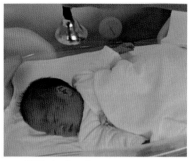

図3 漸減反応（文献1より転載）
〔家族の許可を得て掲載〕

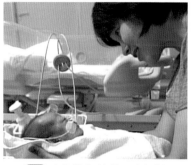

図4 方位反応（文献1より転載）
〔家族の許可を得て掲載〕

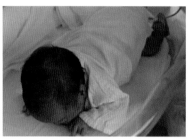

図5 ほふく反射（文献1より転載）
〔家族の許可を得て掲載〕

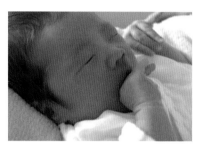

図6 口を手に持っていく
（文献1より転載）
〔家族の許可を得て掲載〕

なるほど。どんな赤ちゃんなのかを知るツールなのですね。じゃあ、NBAS
で分かった赤ちゃんのことをどうケアにつなげたらいいですか？

NBASを実施してみると、赤ちゃんの個性をよく把握することができます。
赤ちゃんを知ることで、日常のケアのちょっとした工夫にもつなげていくこ
とができるでしょう。また、NBASはアセスメントツールのため、家族が
同席することは必須とされていませんが、家族と一緒にNBASを実施する
ことで、赤ちゃんを知ってもらうことは、家族にとっても赤ちゃんの力を再
発見し、関わりを促すきっかけの一つを提供することにもなります。

　例えば、睡眠時の刺激に対する受容性を測定する漸減反応の項目は、赤ちゃん
が静かな環境でないと深い睡眠を維持できないのかどうかということを知る手掛
かりとなる。漸減反応が遷延してしまうような赤ちゃんの場合、できるだけ静穏
が保てる場所で眠らせ、睡眠時は余分な刺激を与えないようにするなどの配慮が
必要だということになる。また、運動の成熟度が未熟で、動きが痙動的（jerky）

であったり、驚愕反応が誘発されやすい赤ちゃんの場合は、ポジショニングをしっかり取ってあげたり、抱っこする時に、しっかりタオルにくるんであげた方が落ち着きやすいだろう。ぐずった時に顔を見せたり、声を掛けたりするだけで自分で落ち着こうとすることができる様子が観察された赤ちゃんは、泣いた時にすぐに抱っこをするのではなく、赤ちゃん自身の力を引き出しながら、自分で落ち着けるように支援するとよい。

何より、方位反応で人の顔や声、赤いボールなどに反応する様子を家族と共有することができると、赤ちゃんに対する家族の関わりが積極的になったり、しっかり赤ちゃんの顔を見て声掛けしたりするようになる。

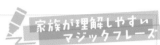

赤ちゃんの個性を知る

　検査を行うことを伝えると、家族が不安に思うこともあるかもしれませんが、この評価法の場合、「赤ちゃんがどんな赤ちゃんなのか、いくつか道具を使いながら、赤ちゃんに教えてもらいたいと思います。赤ちゃんが好きな関わりや嫌いな刺激を知ることで、今後のケアに生かしたり、お父さんお母さんが赤ちゃんと関わるときの参考にしてもらえればと思っています」など、お伝えできるとよいでしょう。また、NBASの手技に問題なく取り組めるようになったら、家族と同席して実際の様子を一緒に観察してもらうこともできます。家族からみた赤ちゃんの姿を教えてもらいながら、「〇〇ちゃん、上手に自分で自分を落ち着けようとしていますね」や「お母さんの声の方がよく反応してくれますね」と声を掛けると、「うちの子って意外にすごいのかも」と感じられることもあります。特にNICUに入院となっている赤ちゃんの場合、家族にも入院の時の弱々しいイメージが残っていて、赤ちゃんの持っている力を低く見積もっていることも少なくありません。赤ちゃんが成長・発達している姿を共有する良い機会を提供することにもなるでしょう。
※NBASトレーニングコースの問い合わせ先：NBAS研究会東海支部（nbaskenkyukai@gmail.com）

引用・参考文献
1) 永田雅子. 赤ちゃんとお母さんを支える：観察することでみえてくること（DVD）. 名古屋大学. 愛知, 株式会社CTV MID ENJIN, 2014.
2) Als, H. "Toward a Research Instrument for the Assessment of Preterm Infant's Behavior（APIB）". Theory and Research in Behavioral Pediatrics. Fitzgerald, H. New York, Springer, 1982, 35-63.
3) Als, H. A Synactive Model of Neonatal Behavioral Organization:Framework for the Assessment of Neurobehavioral Development in the Premature Infant and for Support of Infants and Parents in the Neonatal Intensive Care Environment. Physical & Occupational Therapy in Pediatrics. 6, 1986, 3-53.
4) Brazelton, TB. ブラゼルトン新生児行動評価. 第3版. 穐山富太郎監訳. 東京, 医歯薬出版, 1998. 160p.

28 State／組織化・非組織化行動

社会医療法人愛仁会高槻病院 GCU 看護科科長、NIDCAP professional

森口紀子 もりぐち・のりこ

赤ちゃんの行動学的サインの意味

「State や赤ちゃんの行動を読むこと」ってどのような意味があって、どのようなことが分かるんですか？

State や赤ちゃんの行動学的サインを読むことによって、赤ちゃんが組織化されているのか、非組織化なのかを判断し、適切なケアのあり方を検討していくことができます。

NIDCAP（newborn individualized developmental care and assessment program：新生児個別的発達ケアと評価プログラム）は、Als によって構築されたシナクティブ理論を元に、臨床のケア場面の観察を通して、赤ちゃんの神経行動発達と NICU の物理的・人的環境との相互作用の重要性に着目したディベロップメンタルケア（DC）を推進する包括的プログラムである。シナクティブ理論では、自律神経系、運動系、状態調整系、注意相互作用、自己調整を踏まえて、神経行動学的発達を評価するものである。

NIDCAP は、NICU におけるケア場面の前・中・後の赤ちゃんの行動観察を元に、赤ちゃんの神経行動系の発達状況や環境への適応を知る手掛かりとし、環境やケアの調整と改善、家族やスタッフへの支援を含有する包括的で体系的なプログラムである。NIDCAP の観察において、自律神経系、運動系、状態調整系、それぞれのサブシステムには注目すべき視点が3つずつある（表）。自律神経系では、肌の色、呼吸、内臓反応を、運動系では、姿勢、筋緊張、動きの質・パターンを、状態調整系では、幅、明確さ、移行を見ていく。これらの観察された自律神経系、運動系、状態調整系がお互いどのように作用し合い、補完・代償し合っているのか、物理的・人的環境とどう作用しているか、という視点でアセスメントしていく。

「組織化」とは、赤ちゃんの全体のバランス・調和は取れているのかをみていくことである。逆に、「非組織化」とは、この調和が崩れてしまっていないかを判断していくことである。

表 各サブシステムの3つの視点と観察項目

サブシステム	3つの視点	観察項目
自律神経系	・肌の色 ・呼　吸 ・内臓の反応	・紅潮、網状、ピンク、黄疸、白っぽい、青ざめている ・規則的、不規則、休止 ・吐き出す、むかつき、しゃっくり、排便
運動系	・姿勢 ・筋緊張 ・動きの質 ・パターン	・体幹・四肢・顔の筋肉の良好な緊張／弛緩／過剰緊張状態 ・指を広げる、背中を反らす、顔をゆがめる、体を丸める、つかむ　など
状態調整系	・幅 ・明確さ ・移　行	・睡眠、覚醒、興奮状態 ・睡眠覚醒状態がどれだけ明確か ・目が開いている、閉じているという単純なことではなく、どちらの State に移行しようとしているか
注意相互作用	外界に注意を向け、相互作用を図る能力	吸綴、足や手を組む、軽く弛緩した指で軽く握る、眉を上げる、目をそらす、目線を漂わせる

キーワード解説 「組織化」の行動とは？

サブシステム内、もしくはお互いのサブシステムが共に作用し合って、外的環境の変化や刺激に対して、一定の恒常性をバランス良く機能・維持できることを示す。従って、「組織化された行動」には、ストレスを回避するための自己制御や、自分自身をなだめる自己鎮静の行動が含まれ、各文脈によって判断される。

実際の評価方法

赤ちゃんの行動には、そんな意味があるんですね。実際には、どう評価するんですか？

では、これから一緒に赤ちゃんを観察してみましょう。

　図1のように、それぞれのサブシステムの注目すべき3つの視点から赤ちゃんの様子を観察する。非組織化の行動が見られた場合や、組織化の行動を補足、強化したい場合には、安定を支援するケアプランを考える（「どうケアにつなげるか？」参照）。

赤ちゃんを包んでいたおくるみを外す

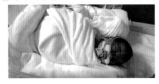 →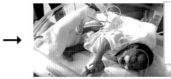

紅潮、しかめ面、
下肢伸展、体幹の
ゆがみ

この後、赤ちゃんはどう反応するか？

組織化　↙ ↓　非組織化

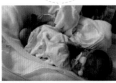

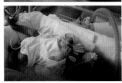

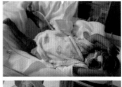

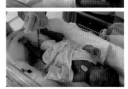

サブ システム	3つの視点	行　動
自律 神経系	・肌の色 ・呼　吸 ・内臓の反応	・紅潮、目の周囲が青ざめた ・不規則 ・排　便
運動系	・姿　勢 ・筋緊張 ・動きの質 ・パターン	・体幹・四肢・顔の筋肉の良好な 緊張指を広げる、体を丸める、つ かむ、手を顔に持っていく
状態 調整系	・幅 ・明確さ ・移　行	・睡眠、覚醒、興奮状態 ・睡眠覚醒状態がどれだけ明確か ・State 5
注意相 互作用	外界に注意を 向け、相互作 用を図る能力	足や手を組む、軽く弛緩した指で軽 く握る

サブ システム	3つの視点	行　動
自律 神経系	・肌の色 ・呼　吸 ・内臓の反応	・紅潮、網状、白っぽい、青ざめた ・不規則、休止 ・吐き出す、しゃっくり、排便
運動系	・姿　勢 ・筋緊張 ・動きの質 ・パターン	・体幹・四肢・顔の筋肉の過緊張 ／弛緩 ・指を広げる、背中を反らす、 ・顔をゆがめる
状態 調整系	・幅 ・明確さ ・移　行	・睡眠、覚醒、興奮状態 ・睡眠覚醒状態がどれだけ明確か ・State 5 → 6
注意相 互作用	外界に注意を 向け、相互作 用を図る能力	目をそらす、 目線を漂わせる

↓　非組織化の行動がみられた場合

足底を支える高さのポジショニング

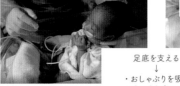

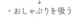

足底を支える

・おしゃぶりを吸う
・手と手を合わせる
・手を口に

（抱っこの時も同様に支援する）

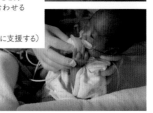

図1 赤ちゃんの観察（家族の許可を得て掲載）

どうケアにつなげるか？

観察からケアプランにつなげるには、具体的にどのように考えたらよいでしょうか？

赤ちゃんの「ゴール（目標）は？」「目指しているところは何か？」を、赤ちゃんを主語に考え、ケアプランを考えていきます。このケアプランには、赤ちゃんが向かおうとしているゴールに対して、光や音やベッド周囲などの物理的な環境調整や、人的環境としてのケアのタイミングや、中断や休憩を意味するタイムアウト、スピードをどうすればよいか、具体的なホールディングの仕方や、家族のケアを入れていきましょう（図2）。

客観的な観察項目：3つの視点
・自律神経系：肌の色、呼吸、内臓反応
・運動系：姿勢、筋緊張、動きの質・パターン
・状態調整系：幅、明確さ、移行

アセスメントの総括：児の……
・全体の調和は取れているのか？（組織化）
・全体の調和は崩れているのか？（非組織化）

児の目標、目指しているところは？

アセスメント：
サブシステム（自律神経系・運動系・状態調整系）同士、環境とどう作用し合っている？

ケアプラン：
・物理的環境（音・光・ベッド周囲など）
・人的環境（ケアのタイミング、タイムアウト、スピード、ホールディングなど）
・家族ケア

図2 観察からケアプランへの考え方

　図1の赤ちゃんの場合、自己調整が図れ、組織化できる場合はそのまま継続あるいはさらに強化できる支援を行う。非組織化であった場合は、運動系の足底を支えるポジショニングの調整を行い、手と手を合わせる自己調整行動が取れるよう支援し、睡眠覚醒状態、自律神経系を整えていくプランを提案する（図1、2）。

Voice of newborn

NIDCAP は、個々の赤ちゃんの行動を元にした、赤ちゃんと家族を中心にしたファミリーセンタードケアを念頭に置いている。観察レポートでは、家族が理解できないような医療用語には全てかっこ書きで注釈を付けていく。いわゆる医学的根拠と実践の間のギャップを、赤ちゃんの行動観察を元にナラティブに埋めていくことが NIDCAP のコア（核）な部分である。赤ちゃんと家族、赤ちゃんとスタッフ、家族とスタッフ、スタッフとスタッフなどの人と人との関係性や、ケアのプロセスに焦点を当て、そこから、システムを変革することにつながっていく。

従って、マジックと呼べるフレーズはないが、Voice of newborn（赤ちゃんの意味のある言葉＝行動）を読み取り、家族が理解できる言葉を用い、伝えていくことが重要であると考える。

引用・参考文献
1) 森口紀子ほか. 新生児行動評価（NBAS）／早産児行動評価（APIB）・新生児個別的発達ケアと評価プログラム（NIDCAP）. with NEO. 35 (2), 2022, 282-7.
2) 内海加奈子. シナクティブ理論と NIDCAP. with NEO. 34 (5), 783-8, 2021.
3) 森口紀子ほか. 各論のトリセツ. Neonatal Care. 31 (6), 2018, 528-31.
4) 儀間裕貴ほか. "低出生体重児・ハイリスク児". 小児理学療法学. 藪中良彦ほか編. 東京, メジカルビュー社, 2020, 238-57.
5) Als, H. Toward a synactive theory of development: Promise for the assessment and support of infant individuality. Infant Mental Health Journal. 3 (4), 1982, 229-43.

Memo

29 NIDCAP

ニドキャップ

東京都立墨東病院 NICU 副看護師長、NIDCAP professional、アドバンス助産師

内海加奈子 うちうみ・かなこ

評価法の意味

最近、よく聞く NIDCAP（ニドキャップ）とは何ですか？

①シナクティブ理論を元に児の行動を読み取って、②個別性を重視して、③家族を中心に考えたディベロップメンタルケア（DC）を実践することです。DC を促進するプログラムで、普及と教育のために日本にも NIDCAP トレーニングセンターができました。

キーワード解説 NIDCAP

newborn individualized developmental care and assessment program（新生児個別的発達ケアと評価プログラム）。1984 年に Als、Lawhon らによって米国ボストンで開発された。認定者を「NIDCAP Professional」と呼ぶ。

キーワード解説 NIDCAP トレーニングセンター

全世界 28 カ所に NIDCAP トレーニングセンターが設置され、専門職者への NIDCAP 教育が実施されている（2022 年 9 月現在）。アジア初となる日本 NIDCAP トレーニングセンターは、2021 年に日本 DC 研究会により設立された。

　児の行動は言葉にならない意思表示であり、環境やケアの影響を受けると同時に発達も表す。行動を観察することは、環境やケアを考えるときの根拠として重要な意義がある。

　NIDCAP（newborn individualized developmental care and assessment program：新生児個別的発達ケアと評価プログラム）は、①シナクティブ理論を元に児の行動を読み取り、②個別性を重視し、③家族を中心にした「DC の哲学と実践」である。

　シナクティブ理論は未熟な脳の神経行動学に基づいている。児の自律神経系、運動系、State（意識の状態）と注意／相互作用、それらを統合する自己調整機能の各機能が時間とともに相互に作用しながら成熟発達するという理論である。

児はこれらの機能を発揮して環境に適応し、同時に環境とも作用しながら成熟発達する。環境は、発達を促すエネルギーとして重要な役割を持つといえる。シナクティブ理論に基づく行動観察の視点は、日常の診療やケアで児の状態をアセスメントする際の要点になり、ケアや環境調整を考案する際の根拠となる（図）。

先入観なく「目の前の児」の行動を観察し、個別的なケア展開につなげるNIDCAPは、児の発達促進に効果がある。40年近いNIDCAPの歴史の中で行われてきた研究において、人工呼吸器管理の日数、経管栄養日数、脳室内出血（IVH）の発生率、体重増加、退院時週数、前頭葉の白質の発達などに好影響を及ぼすことが示された[1]。入院期間および慢性肺疾患（CLD）、生後18カ月時点での精神遅滞が減少した報告もある[2]。

また、NIDCAPは家族が児のケアに関わることを促進することに効果的であり[3]、児の誕生により家族としての役割が変化していく「新たな家族」の発達を支援する。さらにスタッフの児と家族を支える専門職者としての資質向上をサポートし、NIDCAPに基づくケアに組織的に取り組むものである。

実際の評価方法

ベッドサイドの環境を観察する

児の入院するフロア全体、児の保育器・コット周辺や中にある全てのものを観察する。聞こえる音、匂いなども含めて、見る・聞く・感じることが重要である。

ケアを受ける児を観察する

児がケアを受ける10分前から、シナクティブ理論に基づく行動観察の視点で

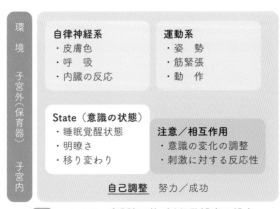

図 シナクティブ理論に基づく行動観察の視点

の観察を開始する。児がケアを受けている間はもちろん、ケア終了後も10分間は観察を継続し、NIDCAP観察シートを用いてメモを取りながら児の一連の変化を全体的に捉える。

NIDCAP 観察レポートを作成する

　観察した結果を元に、ベッドサイドジャーナルページ（児とケアを振り返るメモ）を使用して、環境や児の強み・弱み、発達の状況やケアへの提言などを検討する。そして、NIDCAP観察レポートを作成する。観察された児の行動、心拍数、呼吸、表情などについて事実を記載する。さらに児の発達状況や、環境やケアに関する提言も含め、家族と医療従事者、ケアに携わる全ての人々が理解できるように「翻訳」して言語化する。

　また、テンプレートマニュアルを使用して、環境やケアに関して評定を行う。物理的環境（ベッドスペースのデザイン、ベッドサイドの照明、音、慌ただしさなど）、児のケアの方針と実践（組織化のサポート、疼痛緩和など）、家族のケアの方針と実践（家族とスタッフのコミュニケーション、退院における家族の関わりなど）について、NIDCAP Professional が5段階で評定する、またはNIDCAP Trainer の指導の下行われる。

NIDCAP 観察レポートの内容を共有する

　家族と医療従事者に提示して共有することで、児の強みを引き出し弱みを支援するDCを実践するとともに、家族の関係性を促進することを目指す。

どうケアにつなげるか？

NIDCAP 観察レポートには、何が書いてあるのですか？

 NIDCAP Professional によって観察された、ベッドサイドの環境、児の行動、現在の児の発達状況や、児の強みを引き出し弱みをサポートするための実現可能なケアの示唆が、家族でも分かるような言葉で表現されています。

NIDCAP 観察レポートはどうやって活用するのですか？

 家族は NIDCAP レポートを読むことで、その時期の児との関わり方を知ることができます。発達を理解したり，成長を実感したりできるので、親子の絆も深まりやすくなります。スタッフは、環境やケアに反応する児の行動を振り返ることで、環境のあり方や自分のケアを内省することができ、児の行動を根拠としたスタッフ教育にも役立ちます。

NIDCAPでは、児が自律神経系、運動系、Stateについてバランスよく相対的に安定・リラックスした状態を維持（組織化）したり、その状態に戻そうとしたりする自己調整の働きから児の強みを見出す。もしも児が持つ自己調整の能力を越えて、制御されバランスが保たれた状態に戻れない不安定（非組織化）なときには、非組織化行動を多く観察することができ、弱みと捉える。NIDCAP観察レポートでは、これらを元に児の発達状況をアセスメントした上で、非組織化の行動が組織化されるまでを見守ったり、組織化へ促したりしながら児と関わることができるケアについての提言がある。家族とスタッフが児の発達状況と推奨されるケアの共通認識を持てることで、個別的でより良い環境調整やケア実践の協働が可能となる。

　NIDCAPでは、いつでも家族が児のそばで過ごすことが尊重されるケアが推奨される。親の心の準備状況を踏まえた上で、「親がケアをできる」よう、早期からのサポートが重要である。なぜなら、親にケアをさせないということは、「能力がない」という無言のメッセージとなり得るからである。親であることの喜び、誇りを感じてもらえるように支援することで親子の関係性を築いていく。家族には、見守られている安心感と、自分でケアする喜びを感じてもらえるように支援することが重要である。

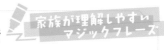

NIDCAPモデルに基づいた挿管児の気管内吸引の一例

【ケア前】児はスナグルの中で仰臥位、State 2。ケアによるStateの上昇が予測されるため、State移行が緩徐となるよう支援する。

「これから呼吸のチューブの痰を吸引します。寝ているときに急に吸引すると驚いてしまうと思うので、前もってぼんやりと目が覚めるようにタッチングしてお声を掛けていただけますか」

【ケア中】①児の痛みを緩和するため、家族にホールディングを依頼する。②吸引により呼吸数と心拍数が増加しState 5へ、SpO_2値低下、ぴくつき増加。吸入酸素濃度アップでSpO_2値回復、State 3になり口をもぐもぐ動かす、もぞもぞ動く、手で握るものを探す行動がみられるため、自己調整を促進するケアを行う。

①「吸引の刺激を乗り越えられるようにホールディングで応援してあげてください。もぞもぞと動いて体力を消耗し過ぎないように手で包み込んであげましょう」

②「ホールディングしてもらうことで身体を丸めた良い姿勢のままでいられて、呼吸が安定してきました。口を動かしたり、握るものを探したり、自分で自分を落ち着かせようとしています。何か吸うもの（おしゃぶりや母乳綿棒）や、握りやすい柔らかいものをあげてサポートしてみましょう」

【ケア後】呼吸数と心拍数、SpO₂値安定。State 3、時折おしゃぶりを吸う、身体のぴくつき、あくびがみられる。自律神経系の組織化を維持するため、State を下げられるよう支援する。

「吸引の刺激から回復できましたね。がんばりを褒めてあげてください。眠たいようなので、もうしばらくの間、そっとホールディングを続けて眠りに誘ってあげましょう」

引用・参考文献

1) Ohlsson, A. NIDCAP : a systematic review and meta-analyses of randomized controlled trials. Pediatrics. 131 (3), 2013, e881-93.
2) Peters. KL. Improvement of short- and long-term outcomes for very low birth weight infants : Edmonton NIDCAP trial. Pediatrics. 124 (4), 2009, 1009-20.
3) Sannino, P. et al. Support to mothers of premature babies using NIDCAP method : a non-randomized controlled trial. Early Hum Dev. 95, 2016, 15-20.
4) NIDCAP Federation International. Manual for the Naturalistic Observation of Newborn Behavior. https://nidcap.org/wp-content/uploads/2013/12/B.-Manual-Naturalistic-Observation-of-Newborn-Behavior-a.pdf [2022.10.24]
5) Als, H. Towards a synactive theory of development : Promise for the assessment of infant individuality. Infant Mental Health Journal. 3 (4), 1982, 229-43.
6) 内海加奈子. シナクティブ理論と NIDCAP. with NEO. 34 (5), 2021, 783-8.
7) 仁志田博司ほか編. 標準ディベロップメンタルケア. オールカラー改訂2版. 日本ディベロップメンタルケア (DC) 研究会編. 大阪, メディカ出版, 2018, 320p.

Memo

Memo

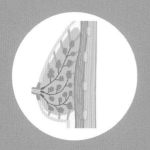

第3章

赤ちゃんのための
母乳支援

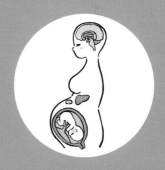

聖隷浜松病院 C5 病棟看護課長

池田千夏 いけだ・ちなつ

赤ちゃんと母乳分泌の生理

妊娠期 → 分娩期 → 授乳期

妊娠期のホルモンの変化	分娩時のホルモンの変化	授乳期のホルモンの変化
・妊娠中の乳房の発育・発達には、胎盤からのエストロゲン、プロゲステロン、さらにヒト胎盤性ラクトーゲン（HPL）、下垂体プロラクチンなどのホルモンが相互に関与している。 ・乳管系の増殖・分化にはエストロゲンが、乳腺小葉腺房の発育分化にはプロゲステロンが主に関与している。プロラクチン、プロゲステロン、エストロゲン、HPL は胎盤が大きくなるとともに増える。エストロゲン、プロゲステロンは母乳が出ることを抑える作用がある。そのため、妊娠中は乳房が大きくなっても母乳は出ない。	・赤ちゃんが生まれることで胎盤が娩出されると、妊娠中に関与していたホルモンは一気に減少する。プロラクチンは下垂体から出ており高い値として残っている。 ・乳汁の分泌は、乳腺のプロラクチン受容体の感受性が亢進することや、受容体の数も増えることで受容体の結合プロラクチンが増加することにより産生される。 ・出産後は、オキシトシンというホルモンが分泌されるようになる。オキシトシンは母乳を噴出させる働きのあるホルモンである。	・オキシトシンとプロラクチンは、赤ちゃんに乳首を吸ってもらうことが刺激となり、たくさん分泌されるようになるので、最初は母乳が出にくいと思っている人も赤ちゃんに乳首を吸わせていることで出るようになる。 ・一方でエストロゲンとプロゲステロンは分泌が抑えられ、1日8回以上の頻回授乳を続ける限り女性ホルモンが低い状態となる。

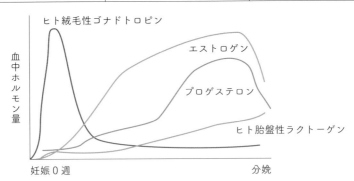

妊娠中のホルモン変化（文献1より転載）

妊娠期の母乳分泌の生理

妊娠中の乳房の発育・発達には、胎盤からのエストロゲン、プロゲステロン、さらにヒト胎盤性ラクトーゲン（HPL）、下垂体プロラクチンなどのホルモンが相互に関与している。

エストロゲンは、乳管系の増殖・分化と下垂体でのプロラクチン分泌の促進に作用し、プロゲステロンは、乳腺・小葉・腺房の発育分化に関与している（図1）。下垂体プロラクチンは、乳腺の細胞に作用して乳汁を作らせる働きがある。

下垂体プロラクチン、プロゲステロン、エストロゲン、HPL は胎盤が大きくなるとともに増える。

プロゲステロンとエストロゲンがプロラクチン受容体の発現を抑えることによってプロラクチンの作用が抑制される。そのため、妊娠中は乳房が大きくなっても母乳は出ない（図2）[1]。

分娩時の適応

赤ちゃんが生まれることで胎盤が体外に出されると、妊娠中に関与していたホルモン（エストロゲン、プロゲステロン、さらにヒト胎盤性ラクトーゲン〔HPL〕）は一気に消失する。プロラクチンは下垂体から出ているので、それに比べて高い値として残っている。

乳汁の分泌は、乳腺のプロラクチン受容体に結合するプロラクチンが増加し、本格的な乳汁産生と分泌を開始する。プロラクチン受容体の数の増加は、産後早

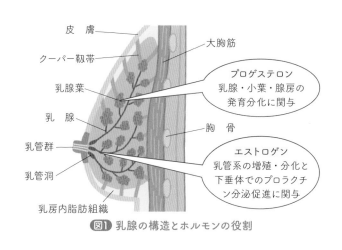

皮　膚
クーパー靱帯
乳腺葉
乳　腺
乳管群
乳管洞
乳房内脂肪組織

大胸筋

プロゲステロン
乳腺・小葉・腺房の
発育分化に関与

胸　骨

エストロゲン
乳管系の増殖・分化と
下垂体でのプロラクチン分泌促進に関与

図1 乳腺の構造とホルモンの役割

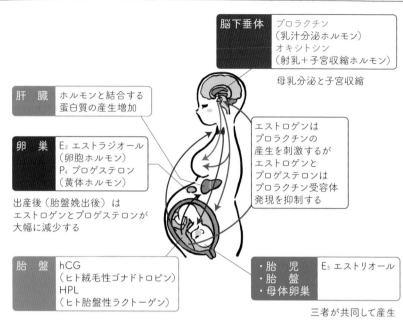

図2 妊娠中の胎児・胎盤・母体の関係（文献1より転載）

期からの頻回な乳頭吸啜刺激が有用な物として作用する。

　また、出産後は、オキシトシンというホルモンが分泌されるようになる。オキシトシンは乳房の筋肉に作用して乳汁を乳管に搾り出したり、子宮収縮を促す働きのあるホルモンである。母乳を作り出すホルモンの働きを強力に抑えていたプロゲステロンは、胎盤が体外に出ることで分泌が減る。

　また、プロゲステロンは、胎盤がきれいに全部出ると、分娩後4日で10分の1にまで減る。下垂体プロラクチンは、分娩とともに減少するが、産褥期の授乳中に瞬間的に上昇する。

乳汁分泌のメカニズム

　乳頭の吸啜刺激により、そのシグナルが視床下部下垂体に伝わると、神経内分泌を介して下垂体前葉からプロラクチンが分泌される。プロラクチンは乳腺の腺房の腺細胞上皮に作用して、乳汁の産生を促す（**図3**）。

　また、下垂体後葉からはオキシトシンが分泌され、筋上皮細胞の平滑筋を収縮させ、射乳現象が起こる。オキシトシンは、脳内の神経伝達物質としても働き、親子の絆の形成や愛着形成を促すといわれている。

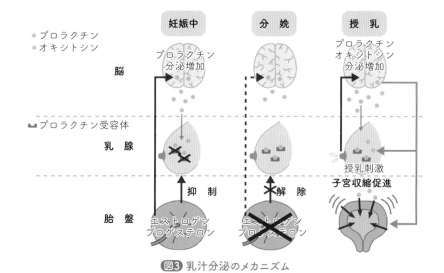

図3 乳汁分泌のメカニズム

授乳期の母乳分泌の生理

頻回授乳の必要性

　産後のプロラクチンの変動は、授乳をしないと1〜2週間で基礎値に低下していく。プロラクチンの分泌は乳頭刺激に反応して一過性のピーク、サージを形成しながら増加を続ける。頻回授乳が必要な理由は、ここにある。

　乳頭の吸啜刺激で、プロラクチン分泌が促進し、乳汁の分泌が促進される。逆に分泌抑制の要素を考えてみると、腺房内の乳汁が蓄積することで、プロラクチンの受容体mRNAが減少し、また、乳汁分泌フィードバック制御因子というものが局所の自動調節機構として乳汁の産生を抑制する。この2つの因子により、乳汁産生が抑制される。

　乳汁分泌の増加には、抑制因子が働かないように、早期から分泌を促すことと、片方に乳房緊満があると抑制因子が作用するので、左右交互に偏りなく分泌させて乳汁の維持を図ることが大切になる。

頻回授乳と乳汁産生調節

・内分泌調節機構
・乳頭吸啜刺激→プロラクチン分泌促進→乳汁産生・分泌促進
・腺房内乳汁蓄積→プロラクチンの受容体mRNA減少→プロラクチン取り込み抑制→乳汁産生・分泌抑制
・局所自動調節機構

・腺房内乳汁蓄積→乳汁分泌フィードバック抑制因子増加→乳汁産生・分泌抑制

どうケアにつなげるか？

母乳の分泌量を増やすために必要なケア

①母乳育児に関するプランを確認する

　母乳育児がイメージできるように妊娠中から母乳育児について説明し、事前に乳頭の形を確認し、妊娠中からでもケアができるようにお母さんたちを支援しよう。その支援の中で、母乳に対する思いも確認しよう。人によっては上のお子さんの時に苦労したことなどもあり、母乳に対するネガティブなイメージを持つ人もいるかと思う。肯定的にとらえられるようなサポートも重要である。出産後「こんなはずではなかった」とならないように、妊婦健診からの関わりも重要になる。

　当院では妊娠26週ごろに乳頭の形を確認し、乳頭マッサージについて説明し、在胎36週ごろにバースプランと一緒に母乳育児に関するプランを確認し、必要に応じた指導を行っている。

②医療者は安全な出産となるように全力を尽くす

　出産は母体にさまざまなダメージを与える。分娩時期の疲労や、分娩時出血などはその後の母乳育児に大いに関わってくるので、安全な出産となるような支援も大切になる。

③出産後30〜60分以内に授乳できるような体制を整える（経腟分娩・帝王切開術であっても）

　当院では、可能な限り出産後直接授乳を行うようにしている。早産であってもSSC（skin to skin contact）などのスキンシップを通して愛着形成を促すこと、出産後早期から乳頭刺激を行うことで母乳の分泌を促すケアをしている。産後のケアの一つとして体制を整えていつでもケア介入ができるようにしよう。

④初回授乳の後も、昼夜を通して母子同室とし、赤ちゃんが欲しがるサインを見逃さずに頻回授乳する

　初回授乳後は、頻回授乳の必要性を伝え、母親の体調に合わせながら母子同室ができるように支援する。その際、赤ちゃんが欲しがるサインについても説明しよう。母親の体調が思わしくないときでも体調に合わせながら、2〜3時間ごとに赤ちゃんを母親のもとに連れていき、直接授乳ができるようにサポートしよう。

⑤傷ができて痛くて授乳がつらくならないようサポートする

　授乳の際にはスタッフを呼んでもらい授乳姿勢がどうか、乳頭の吸啜状態など

を把握して母乳育児が進まなくなる原因の一つである、傷ができにくくなるような支援を心掛けよう。深く飲ませることが意識できるように具体的に授乳指導することが大切である。

⑥早産や母体の合併症などで直接授乳できない場合でも乳頭刺激の介助を行う

　早産で直接授乳できなくても、母体の合併症などで安静が必要で直接授乳できなくても、乳頭刺激は母乳育児支援の中でも必要なケアとなる。可能な限り、2～3時間ごとの刺激を加える、腺房内乳汁が蓄積しないように搾乳介助するなどのケアは継続しよう。早産などで赤ちゃんが入院している場合には、赤ちゃんの前で搾乳したり、SSCを行う機会をもうけるなど、母乳分泌が促進されるような支援を行おう。

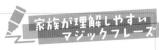
家族が理解しやすいマジックフレーズ

①赤ちゃんがずっと寝ていて泣かなかったのであげませんでした

　赤ちゃんが母乳を飲みたがるサインを事前に教えておくことも大切です。①指でちゅぱちゅぱしている、②おっぱいを吸うように口を動かす、③おっぱいを飲むような音を立てる、④手を口に持ってくるなど、赤ちゃんを観察してみると、欲しがるサインを出しているので注意深く観察することも大切です。

②早産なのでおっぱいがあまり出ません

　早産で直接的な乳頭吸啜がなくても、乳頭刺激や搾乳を継続することで母乳分泌の維持ができます。なるべく1日8回の刺激や搾乳を続けましょう。乳頭への刺激は、プロラクチンといわれる母乳を作るホルモンに作用します。そのホルモンにより母乳分泌が促進されます。

　また、乳房内におっぱいが溜まりすぎていると、母乳を作らなくてもよいのかなとおっぱいが感じて作らなくなってしまいます。乳頭を刺激することや、搾乳することがつらいときもあるかもしれません。たくさんの量を搾るのではなく、必要な刺激と、おっぱいを空にすることが大切です。つらい気持ちがあれば、看護スタッフに気軽にご相談ください。一緒に母乳分泌が維持できるようにサポートします。

引用・参考文献
1）　下平和久．"内分泌系の変化のメカニズム"．助産師必携：母体・胎児・新生児の生理と病態早わかり図解"．ペリネイタルケア夏季増刊．大阪，メディカ出版，2019，62-5．

31 適切な母乳支援

聖隷浜松病院新生児科主任医長

菊池　新 きくち・しん

母乳の重要性

入院した赤ちゃんにも母乳が良いと聞きました。どういった点が特に良いのですか？

母乳のお勧めポイントはとてもたくさんあるので、大事なところを 表1 に挙げますね。

母乳栄養の利点と、母乳以外を摂取することによる弊害

母乳で育つ方がいろんな病気になりにくいことがよく分かりました。人工乳で育てた場合とどのくらい違うのでしょうか？

とても大切なポイントですね。一人の赤ちゃんで比較することはできないので、過去の論文や学会発表といったエビデンスを知ることが重要ですね。

　母乳には感染症をはじめ、さまざまな疾患を予防する効果や免疫増進効果が証明されている（表2）[1]。多くは発展途上国のデータに基づくが、先進国の疫学研

表1 赤ちゃんとお母さんにとっての母乳哺育の利点

- ・赤ちゃんにとって最適な栄養である
- ・消化がよく便秘になることが少ない
- ・早産児の未熟な腸管にとって最も負担が少ない
- ・感染症を予防する（菌血症、下痢、下気道感染症、細菌性髄膜炎、中耳炎など）
- ・早産児の壊死性腸炎（NEC）や遅発型敗血症、未熟児網膜症（ROP）を予防する
- ・認知能力を高め、早産児の視機能を向上する
- ・慢性疾患のリスクを下げる（糖尿病、乳幼児突然死症候群、肥満、炎症性腸疾患など）
- ・母子の愛着形成に役立つ
- ・（直接授乳が可能になれば）すぐに与えることができ衛生的である
- ・経済的負担が少ない
- ・母親の産後体重復帰の促進や悪露の減少につながる
- ・母親の乳癌や子宮体癌のリスクを下げる
- ・母体妊娠糖尿病から糖尿病への移行を減らす

表② 母乳育児をしないことの母子へのリスク

児	・中耳炎：2倍 ・下気道感染：3.6倍 ・胃腸炎：1.7〜2.8倍 ・壊死性腸炎（NEC）：2.4倍 ・肥満：1.1〜1.3倍 ・2型糖尿病：1.6倍 ・乳幼児突然死症候群：1.6〜2.1倍 ・喘息：1.3〜1.9倍 ・アトピー性皮膚炎：1.7〜1.9倍 ・1型糖尿病：1.2〜1.4倍 ・リンパ性白血病：1.3倍 ・骨髄性白血病：1.2倍 ・乳幼児死亡率：1.3倍
母親	・閉経前乳癌：2.4倍 ・卵巣癌：1.3〜1.5倍 ・2型糖尿病：1.7倍 ・心筋梗塞：1.3倍 ・メタボリック症候群：1.3倍

（文献1を参考に作成、著者訳）

究からも同様の結果が示されている。

　また、母乳か人工乳かの違いだけでなく、母乳の占める割合や母乳で育つ期間の長さによって予防効果に違いがあり、母乳の割合が多く、母乳だけで育つ期間が長ければ長いほど、感染症や疾病予防効果が高いことも知られている[2]。これを量依存性という。

　周産期医療従事者は人工栄養のリスクを知り、できるだけ母乳で育てられるよう適切な支援を行うことは大切だが、一方で、母親に「人工乳のリスク」というネガティブな情報を伝えることには慎重な対応が求められる。母親に妊娠中から関わることが可能な場合は、産前訪問や妊婦健診の機会に赤ちゃんの栄養について話し合う時間を作り、特に早産が予想される症例では新生児科医も同席し、早産児の成長や発達、合併症も含む全体像を理解してもらい、その中で児にとって最適な栄養として母乳があることを伝えることがポイントとなる。

　人工栄養を希望する母親には丁寧に話を聞いて、リスクを強調するのではなく母親の思いや理由に対して個別に対応する。医療者で相談し、状況や理由によっては母乳バンクのドナー母乳を選択肢に入れて母親と話し合う。

空腹のサイン

赤ちゃんが泣いたら飲ませるといいと私の母親から聞いたのですが、それでいいですか？

昔からよく耳にするフレーズですね。赤ちゃんは空腹になると泣く前にちゃんとお知らせしてくれます。「欲しがるサイン」といったりします。早産児も成長したら見られます。

経口哺乳ができる赤ちゃんは空腹になると泣いてくるが、実はその前から空腹の合図を出して知らせている（図1）[3]。啼泣は空腹の遅めのサインで、その場合、抱っこやあやすなどして児をなだめてから哺乳する必要がある。Brazeltonの児の睡眠・覚醒状態の流れを知っておくことで、哺乳に適した覚醒状態（State 3〜5）での哺乳につなげやすくなるだろう（図2）[4]。

NICU 内での母子分離における母乳分泌の維持

母乳の分泌を増やしたり維持するためにどのような搾乳方法がよいのですか？

長く続けるためには正しい情報提供が重要だね。いつから、1日何回くらい、どのように、何に気を付けるかの4つのポイントを押さえよう。

搾乳開始時期

分娩から搾乳開始までの時間が遅いほど母乳分泌量は低くなる負の相関があり、分娩後1時間以内に開始すると産後1週間の搾乳量が有意に多いという報告がある[5]。「母親は休ませるが乳房を休ませない」といわれるように、産後早期の休息を十分に取りつつ助産師が直接搾乳の支援を行い、なるべく早くから搾乳を開始する。産前に伝えておく方がよいだろう。

搾乳回数と搾乳方法

搾乳回数や搾乳時間が母乳分泌量に影響を与える報告は多数あり、産褥2週間まで1日7回以上、手と電動搾乳器併用による搾乳が母乳分泌量はより多いと報告されている[6]。分娩後48時間は手搾乳が電動搾乳器より分泌量が多い報告はあるが[7]、長期では逆に手動搾乳器や電動搾乳器の方が分泌量は多いとされ、一般的に母親の疲労や手の痛みが軽減される。

ⓐ

早めのサイン
「お腹がすいたよ」 "I'm hungry"
・体を動かす ・口を開ける ・頭を横に向け 　探索が見られる

あいだのサイン
「とってもお腹すいたよ」 "I'm really hungry"
・手足を伸ばす ・体をよく動かす ・手を口に持ってくる

遅めのサイン
「なだめてから飲ませてね」 "Calm me, then feed me"
・啼泣している ・体を激しく動かす ・体を真っ赤にしている

啼泣した赤ちゃんを なだめる方法
・抱きしめる ・裸で胸と胸をつける ・話し掛ける ・なでる

ⓑ Metro North Hospital and
Health Service.
Baby feeding cues (signs).

早めのサイン、あいだの
サイン、遅めのサインが
実際の赤ちゃんの写真を
用いて紹介されています！

図1 早産児の欲しがるサイン

（文献3を参考に作成、著者訳）

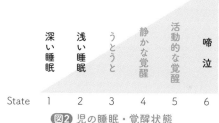

	深い睡眠	浅い睡眠	うとうと	静かな覚醒	活動的な覚醒	啼泣
State	1	2	3	4	5	6

図2 児の睡眠・覚醒状態

（文献4を参考に作成、著者訳）

搾乳時に気を付けることや効果のありそうな方法

母親の疲労や痛みは分泌を低下させ、特に搾乳による痛みは搾乳方法や搾乳器具の選択が不適切な場合があるので確認する。搾乳中、母親がリラックスできる方法（音楽を聞く、編み物など趣味に興じる、赤ちゃんの写真や動画を見るなど）も効果的と考えられる。

また、カンガルーケアをより頻繁により長く行うと母乳分泌量が増加する報告もある。

母親の気持ちを大切に

　母乳哺育は NICU に入院する児にも多くの利点があり、特に早産児では壊死性腸炎（NEC）や未熟児網膜症（ROP）を防ぐ点でより重要といえる。母親にそれを伝えて理解してもらうことが必要なことはいうまでもないが、一方で、母乳育児を長く続けるために最も必要なのは「母親の気持ち」である。何事も自ら進んでやりたいと思って行動することが長続きの秘訣だからである。

　母乳の話をする前に、まずそれまでの母親の努力をねぎらうよう常に心掛ける。例えば、切迫早産なら「ここまで成長するまで頑張ってこられましたね」と妊娠期間の延長を、早剥の緊急帝王切開なら赤ちゃんの合図を感じて激しい痛みの中、来院された早期娩出までの過程をといった具合である。

　母乳についても届いた母乳が赤ちゃんにどのように与えられ、成長や治療に役立っているかを伝えるような声掛けを行う。例：「○○ちゃんは母乳だけで順調に成長してきましたし、感染症や腸の病気がなく元気なのはママのおかげです」

引用・参考文献

1) Kramer, MS. et al. Promotion of Breastfeeding Intervention Trial (PROBIT) : a randomized trial in the Republic of Belarus. JAMA. 285 (4), 2001, 413-20.
2) American Academy of Pediatrics. Breastfeeding and the use of human milk. Pediatrics. 129 (3), 2012, e827-41.
3) Royal Brisbane and Women's Hospital, Australia. Feeding Your Babies-Signs of hungry premature baby Version 6.0 (2021). https://metronorth.health.qld.gov.au/rbwh/wp-content/uploads/sites/2/2017/07/feeding-cues-preterm.pdf [2022. 9. 1]
4) Brazelton, TB. "State in Neonatal Behavioral Assessment Scale". Spastics International Medical Publications. London, Mac Keith Press, 1973, 5-8.
5) Parker, LA. et al. Association of timing of initiation of breastmilk expression on milk volume and timing of lactogenesis stage II among mothers of very low-birth-weight infants. Breastfeed Med. 10 (2), 2015, 84-91.
6) Morton, J. et al. Combining hand techniques with electric pumping increases milk production in mothers of preterm infants. J Perinatol. 29 (11), 2009, 757-64.
7) Ohyama, M. et al. Manual expression and electric breast pumping in the first 48h after delivery. Pediatrics Int. 52 (1), 2010, 39-43.